Schmerz-Tagebuch

Name: _____

Adresse: _____

_____

_____

Dieses Schmerz-Tagebuch dient zur einfachen Verfolgung von immer wieder auftretenden Schmerzen jeglicher Art. Dieses Tagebuch hat keinerlei medizinische Zwecke sondern dient nur dazu eine Übersicht ständig auftretender Schmerzen zu bekommen.
An sich ist das Tagebuch selbsterklärend. Es können sämtliche Informationen der Vorgabe nach eingetragen werden.
Für zusätzliche Informationen dient der untere linierte Bereich.

Alle Gute bei der Schmerzbekämpfung!

I0415152

Schmerz-Tagebuch

Datum: _____ **Wetter(Temp.):** _____ °C

O Sonnig   O Bewölkt   O Drückend   O Regnerisch   O Schnee

Einsetzen des Schmerzes (Wann?):
- O Morgens
- O Vormittags
- O Mittags
- O Nachmittags
- O Abends
- O Nachts

Genaue Uhrzeit: _____

Art des Schmerzes:
- O Drückend
- O Brennend
- O Pulsierend
- O Pochernd
- O Stechend

Intensität:
- O schwach
- O mittel
- O stark
- O sehr stark
- O _____

Ort des Schmerzes (genaue Beschreibung):

_____

_____

_____

Schmerzdauer (Stunden): _____

Weitere Begleiterscheinungen:

O Schwitzen	O Ruhelosigkeit	O Übelkeit
O Müdigkeit	O Konzentrationsstörung	O Fieber
O Trägheit	O Schwindel	O Schwellungen

Weitere Notizen/Auffälligkeiten:

_____

_____

_____

_____

_____

Schmerz-Tagebuch

Datum: _____   **Wetter(Temp.):** _____°C

O Sonnig   O Bewölkt   O Drückend   O Regnerisch   O Schnee

Einsetzen des Schmerzes (Wann?):   O Morgens
                                          O Vormittags
                                          O Mittags
Genaue Uhrzeit: _____   O Nachmittags
                                          O Abends
                                          O Nachts

Art des Schmerzes: O Drückend   **Intensität:** O schwach
                       O Brennend   O mittel
                       O Pulsierend   O stark
                       O Pochernd   O sehr stark
                       O Stechend   O _____

Ort des Schmerzes (genaue Beschreibung):

_____

_____

_____

Schmerzdauer (Stunden): _____

Weitere Begleiterscheinungen:

O Schwitzen   O Ruhelosigkeit   O Übelkeit
O Müdigkeit   O Konzentrationsstörung   O Fieber
O Trägheit   O Schwindel   O Schwellungen

Weitere Notizen/Auffälligkeiten:

_____

_____

_____

_____

_____

Schmerz-Tagebuch

Datum: _____   **Wetter(Temp.):** _____°C

O Sonnig   O Bewölkt   O Drückend   O Regnerisch   O Schnee

Einsetzen des Schmerzes (Wann?):

O Morgens
O Vormittags
O Mittags
O Nachmittags
O Abends
O Nachts

Genaue Uhrzeit: _____

Art des Schmerzes:

O Drückend
O Brennend
O Pulsierend
O Pochernd
O Stechend

Intensität:

O schwach
O mittel
O stark
O sehr stark
O _____

Ort des Schmerzes (genaue Beschreibung):

_____

_____

_____

Schmerzdauer (Stunden): _____

Weitere Begleiterscheinungen:

O Schwitzen   O Ruhelosigkeit   O Übelkeit
O Müdigkeit   O Konzentrationsstörung   O Fieber
O Trägheit   O Schwindel   O Schwellungen

Weitere Notizen/Auffälligkeiten:

_____

_____

_____

_____

_____

Schmerz-Tagebuch

Datum: _____   **Wetter(Temp.):**_____°C

○ Sonnig   ○ Bewölkt   ○ Drückend   ○ Regnerisch   ○ Schnee

Einsetzen des Schmerzes (Wann?):   ○ Morgens
                                        ○ Vormittags
                                        ○ Mittags
Genaue Uhrzeit: _____   ○ Nachmittags
                                        ○ Abends
                                        ○ Nachts

Art des Schmerzes: ○ Drückend   **Intensität:** ○ schwach
                        ○ Brennend   ○ mittel
                        ○ Pulsierend   ○ stark
                        ○ Pochernd   ○ sehr stark
                        ○ Stechend   ○ _____

Ort des Schmerzes (genaue Beschreibung):

_____

_____

_____

Schmerzdauer (Stunden): _____

Weitere Begleiterscheinungen:

○ Schwitzen   ○ Ruhelosigkeit   ○ Übelkeit
○ Müdigkeit   ○ Konzentrationsstörung   ○ Fieber
○ Trägheit   ○ Schwindel   ○ Schwellungen

Weitere Notizen/Auffälligkeiten:

_____

_____

_____

_____

_____

Schmerz-Tagebuch

Datum: _____   **Wetter(Temp.):**_____°C

O Sonnig   O Bewölkt   O Drückend   O Regnerisch   O Schnee

Einsetzen des Schmerzes (Wann?):   O Morgens
                                          O Vormittags
Genaue Uhrzeit: _____   O Mittags
                                          O Nachmittags
                                          O Abends
                                          O Nachts

Art des Schmerzes: O Drückend   **Intensität:** O schwach
                        O Brennend   O mittel
                        O Pulsierend   O stark
                        O Pochernd   O sehr stark
                        O Stechend   O_____

Ort des Schmerzes (genaue Beschreibung):

_____

_____

_____

Schmerzdauer (Stunden): _____

Weitere Begleiterscheinungen:

O Schwitzen   O Ruhelosigkeit   O Übelkeit
O Müdigkeit   O Konzentrationsstörung   O Fieber
O Trägheit   O Schwindel   O Schwellungen

Weitere Notizen/Auffälligkeiten:

_____

_____

_____

_____

_____

Schmerz-Tagebuch

Datum: _____   **Wetter(Temp.):**_____°C

○ Sonnig   ○ Bewölkt   ○ Drückend   ○ Regnerisch   ○ Schnee

Einsetzen des Schmerzes (Wann?):   ○ Morgens
                                          ○ Vormittags
                                          ○ Mittags
Genaue Uhrzeit: _____   ○ Nachmittags
                                          ○ Abends
                                          ○ Nachts

Art des Schmerzes: ○ Drückend   **Intensität:** ○ schwach
                               ○ Brennend   ○ mittel
                               ○ Pulsierend   ○ stark
                               ○ Pochernd   ○ sehr stark
                               ○ Stechend   ○ _____

Ort des Schmerzes (genaue Beschreibung):

_____

_____

_____

Schmerzdauer (Stunden): _____

Weitere Begleiterscheinungen:

○ Schwitzen   ○ Ruhelosigkeit   ○ Übelkeit
○ Müdigkeit   ○ Konzentrationsstörung   ○ Fieber
○ Trägheit   ○ Schwindel   ○ Schwellungen

Weitere Notizen/Auffälligkeiten:

_____

_____

_____

_____

_____

Schmerz-Tagebuch

Datum: _____   **Wetter(Temp.):** _____°C

O Sonnig   O Bewölkt   O Drückend   O Regnerisch   O Schnee

Einsetzen des Schmerzes (Wann?):   O Morgens
                                          O Vormittags
          Genaue Uhrzeit: _____   O Mittags
                                          O Nachmittags
                                          O Abends
                                          O Nachts

Art des Schmerzes: O Drückend   **Intensität:** O schwach
                       O Brennend   O mittel
                       O Pulsierend   O stark
                       O Pochernd   O sehr stark
                       O Stechend   O _____

Ort des Schmerzes (genaue Beschreibung):

_____

_____

_____

Schmerzdauer (Stunden): _____

Weitere Begleiterscheinungen:

O Schwitzen   O Ruhelosigkeit   O Übelkeit
O Müdigkeit   O Konzentrationsstörung   O Fieber
O Trägheit   O Schwindel   O Schwellungen

Weitere Notizen/Auffälligkeiten:

_____

_____

_____

_____

_____

Schmerz-Tagebuch

Datum: _____   **Wetter(Temp.):** _____°C

O Sonnig   O Bewölkt   O Drückend   O Regnerisch   O Schnee

Einsetzen des Schmerzes (Wann?):   O Morgens
                                                 O Vormittags
                                                 O Mittags
Genaue Uhrzeit: _____   O Nachmittags
                                                 O Abends
                                                 O Nachts

Art des Schmerzes: O Drückend   **Intensität:** O schwach
                                 O Brennend   O mittel
                                 O Pulsierend   O stark
                                 O Pochernd   O sehr stark
                                 O Stechend   O _____

Ort des Schmerzes (genaue Beschreibung):

_____

_____

_____

Schmerzdauer (Stunden): _____

Weitere Begleiterscheinungen:

O Schwitzen   O Ruhelosigkeit   O Übelkeit
O Müdigkeit   O Konzentrationsstörung   O Fieber
O Trägheit   O Schwindel   O Schwellungen

Weitere Notizen/Auffälligkeiten:

_____

_____

_____

_____

_____

Schmerz-Tagebuch

Datum: _____   **Wetter(Temp.):** _____ °C

○ Sonnig   ○ Bewölkt   ○ Drückend   ○ Regnerisch   ○ Schnee

Einsetzen des Schmerzes (Wann?):   ○ Morgens
                                          ○ Vormittags
Genaue Uhrzeit: _____   ○ Mittags
                                          ○ Nachmittags
                                          ○ Abends
                                          ○ Nachts

Art des Schmerzes: ○ Drückend   **Intensität:** ○ schwach
                        ○ Brennend   ○ mittel
                        ○ Pulsierend   ○ stark
                        ○ Pochernd   ○ sehr stark
                        ○ Stechend   ○ _____

Ort des Schmerzes (genaue Beschreibung):

_____

_____

_____

Schmerzdauer (Stunden): _____

Weitere Begleiterscheinungen:

○ Schwitzen   ○ Ruhelosigkeit   ○ Übelkeit
○ Müdigkeit   ○ Konzentrationsstörung   ○ Fieber
○ Trägheit   ○ Schwindel   ○ Schwellungen

Weitere Notizen/Auffälligkeiten:

_____

_____

_____

_____

_____

Schmerz-Tagebuch

Datum: _____   **Wetter(Temp.):**_____°C

O Sonnig   O Bewölkt   O Drückend   O Regnerisch   O Schnee

Einsetzen des Schmerzes (Wann?):   O Morgens
                                         O Vormittags
                                         O Mittags
Genaue Uhrzeit: _____   O Nachmittags
                                         O Abends
                                         O Nachts

Art des Schmerzes: O Drückend   **Intensität:** O schwach
                        O Brennend   O mittel
                        O Pulsierend   O stark
                        O Pochernd   O sehr stark
                        O Stechend   O _____

Ort des Schmerzes (genaue Beschreibung):

_____

_____

_____

Schmerzdauer (Stunden): _____

Weitere Begleiterscheinungen:

O Schwitzen   O Ruhelosigkeit   O Übelkeit
O Müdigkeit   O Konzentrationsstörung O Fieber
O Trägheit   O Schwindel   O Schwellungen

Weitere Notizen/Auffälligkeiten:

_____

_____

_____

_____

_____

Schmerz-Tagebuch

Datum: _____   **Wetter(Temp.):** _____°C

O Sonnig   O Bewölkt   O Drückend   O Regnerisch   O Schnee

Einsetzen des Schmerzes (Wann?):   O Morgens
                                          O Vormittags
                                          O Mittags
Genaue Uhrzeit: _____   O Nachmittags
                                          O Abends
                                          O Nachts

Art des Schmerzes: O Drückend   **Intensität:** O schwach
                        O Brennend   O mittel
                        O Pulsierend   O stark
                        O Pochernd   O sehr stark
                        O Stechend   O _____

Ort des Schmerzes (genaue Beschreibung):

_____

_____

_____

Schmerzdauer (Stunden): _____

Weitere Begleiterscheinungen:

O Schwitzen   O Ruhelosigkeit   O Übelkeit
O Müdigkeit   O Konzentrationsstörung   O Fieber
O Trägheit   O Schwindel   O Schwellungen

Weitere Notizen/Auffälligkeiten:

_____

_____

_____

_____

_____

Schmerz-Tagebuch

Datum: _____   **Wetter(Temp.):**_____°C

O Sonnig   O Bewölkt   O Drückend   O Regnerisch   O Schnee

Einsetzen des Schmerzes (Wann?):   O Morgens
O Vormittags
O Mittags
Genaue Uhrzeit: _____   O Nachmittags
O Abends
O Nachts

Art des Schmerzes: O Drückend   **Intensität:** O schwach
O Brennend   O mittel
O Pulsierend   O stark
O Pochernd   O sehr stark
O Stechend   O _____

Ort des Schmerzes (genaue Beschreibung):

_____

_____

_____

Schmerzdauer (Stunden): _____

Weitere Begleiterscheinungen:

O Schwitzen   O Ruhelosigkeit   O Übelkeit
O Müdigkeit   O Konzentrationsstörung   O Fieber
O Trägheit   O Schwindel   O Schwellungen

Weitere Notizen/Auffälligkeiten:

_____

_____

_____

_____

_____

Schmerz-Tagebuch

Datum: _____ **Wetter(Temp.):** _____ °C

O Sonnig O Bewölkt O Drückend O Regnerisch O Schnee

Einsetzen des Schmerzes (Wann?): O Morgens
O Vormittags
O Mittags
Genaue Uhrzeit: _____ O Nachmittags
O Abends
O Nachts

Art des Schmerzes: O Drückend **Intensität:** O schwach
O Brennend O mittel
O Pulsierend O stark
O Pochernd O sehr stark
O Stechend O _____

Ort des Schmerzes (genaue Beschreibung):

_____

_____

_____

Schmerzdauer (Stunden): _____

Weitere Begleiterscheinungen:

O Schwitzen O Ruhelosigkeit O Übelkeit
O Müdigkeit O Konzentrationsstörung O Fieber
O Trägheit O Schwindel O Schwellungen

Weitere Notizen/Auffälligkeiten:

_____

_____

_____

_____

_____

Schmerz-Tagebuch

Datum: _____   **Wetter(Temp.):** _____°C

O Sonnig   O Bewölkt   O Drückend   O Regnerisch   O Schnee

Einsetzen des Schmerzes (Wann?):   O Morgens
                                        O Vormittags
                                        O Mittags
Genaue Uhrzeit: _____   O Nachmittags
                                        O Abends
                                        O Nachts

Art des Schmerzes: O Drückend   **Intensität:** O schwach
                       O Brennend   O mittel
                       O Pulsierend   O stark
                       O Pochernd   O sehr stark
                       O Stechend   O _____

Ort des Schmerzes (genaue Beschreibung):

_____

_____

_____

Schmerzdauer (Stunden): _____

Weitere Begleiterscheinungen:

O Schwitzen   O Ruhelosigkeit   O Übelkeit
O Müdigkeit   O Konzentrationsstörung   O Fieber
O Trägheit   O Schwindel   O Schwellungen

Weitere Notizen/Auffälligkeiten:

_____

_____

_____

_____

_____

Schmerz-Tagebuch

Datum: _____   **Wetter(Temp.):** _____ °C

O Sonnig   O Bewölkt   O Drückend   O Regnerisch   O Schnee

Einsetzen des Schmerzes (Wann?):   O Morgens
                                              O Vormittags
                                              O Mittags
Genaue Uhrzeit: _____   O Nachmittags
                                              O Abends
                                              O Nachts

Art des Schmerzes: O Drückend   **Intensität:** O schwach
                              O Brennend   O mittel
                              O Pulsierend   O stark
                              O Pochernd   O sehr stark
                              O Stechend   O _____

Ort des Schmerzes (genaue Beschreibung):

_____

_____

_____

Schmerzdauer (Stunden): _____

Weitere Begleiterscheinungen:

O Schwitzen   O Ruhelosigkeit   O Übelkeit
O Müdigkeit   O Konzentrationsstörung   O Fieber
O Trägheit   O Schwindel   O Schwellungen

Weitere Notizen/Auffälligkeiten:

_____

_____

_____

_____

_____

Schmerz-Tagebuch

Datum: _____ **Wetter(Temp.):**_____°C

O Sonnig   O Bewölkt   O Drückend   O Regnerisch   O Schnee

Einsetzen des Schmerzes (Wann?):   O Morgens
                                         O Vormittags
                                         O Mittags
Genaue Uhrzeit: _____   O Nachmittags
                                         O Abends
                                         O Nachts

Art des Schmerzes: O Drückend   **Intensität:** O schwach
                        O Brennend   O mittel
                        O Pulsierend   O stark
                        O Pochernd   O sehr stark
                        O Stechend   O_____

Ort des Schmerzes (genaue Beschreibung):

_____

_____

_____

Schmerzdauer (Stunden): _____

Weitere Begleiterscheinungen:

O Schwitzen   O Ruhelosigkeit   O Übelkeit
O Müdigkeit   O Konzentrationsstörung   O Fieber
O Trägheit   O Schwindel   O Schwellungen

Weitere Notizen/Auffälligkeiten:

_____

_____

_____

_____

_____

Schmerz-Tagebuch

Datum: _____   **Wetter(Temp.):** _____ °C

O Sonnig   O Bewölkt   O Drückend   O Regnerisch   O Schnee

Einsetzen des Schmerzes (Wann?):   O Morgens
                                          O Vormittags
                                          O Mittags
Genaue Uhrzeit: _____   O Nachmittags
                                          O Abends
                                          O Nachts

Art des Schmerzes: O Drückend   **Intensität:** O schwach
                       O Brennend   O mittel
                       O Pulsierend   O stark
                       O Pochernd   O sehr stark
                       O Stechend   O _____

Ort des Schmerzes (genaue Beschreibung):

_____

_____

_____

Schmerzdauer (Stunden): _____

Weitere Begleiterscheinungen:

O Schwitzen   O Ruhelosigkeit   O Übelkeit
O Müdigkeit   O Konzentrationsstörung   O Fieber
O Trägheit   O Schwindel   O Schwellungen

Weitere Notizen/Auffälligkeiten:

_____

_____

_____

_____

_____

Schmerz-Tagebuch

Datum: _____   **Wetter(Temp.):**_____°C

O Sonnig   O Bewölkt   O Drückend   O Regnerisch   O Schnee

Einsetzen des Schmerzes (Wann?):   O Morgens
                                                    O Vormittags
                                                  O Mittags
Genaue Uhrzeit: _____   O Nachmittags
                                                  O Abends
                                                O Nachts

Art des Schmerzes: O Drückend   **Intensität:** O schwach
                                 O Brennend   O mittel
                                 O Pulsierend   O stark
                                 O Pochernd   O sehr stark
                                 O Stechend   O _____

Ort des Schmerzes (genaue Beschreibung):

_____

_____

_____

Schmerzdauer (Stunden): _____

Weitere Begleiterscheinungen:

O Schwitzen   O Ruhelosigkeit   O Übelkeit
O Müdigkeit   O Konzentrationsstörung   O Fieber
O Trägheit   O Schwindel   O Schwellungen

Weitere Notizen/Auffälligkeiten:

_____

_____

_____

_____

_____

Schmerz-Tagebuch

Datum: _____ **Wetter(Temp.):** _____°C

O Sonnig   O Bewölkt   O Drückend   O Regnerisch   O Schnee

Einsetzen des Schmerzes (Wann?):
O Morgens
O Vormittags
O Mittags
Genaue Uhrzeit: _____ O Nachmittags
O Abends
O Nachts

Art des Schmerzes: **Intensität:**
O Drückend   O schwach
O Brennend   O mittel
O Pulsierend   O stark
O Pochernd   O sehr stark
O Stechend   O _____

Ort des Schmerzes (genaue Beschreibung):

_____

_____

_____

Schmerzdauer (Stunden): _____

Weitere Begleiterscheinungen:
O Schwitzen   O Ruhelosigkeit   O Übelkeit
O Müdigkeit   O Konzentrationsstörung O Fieber
O Trägheit   O Schwindel   O Schwellungen

Weitere Notizen/Auffälligkeiten:

_____

_____

_____

_____

Schmerz-Tagebuch

Datum: _____   **Wetter(Temp.):**_____°C

O Sonnig   O Bewölkt   O Drückend   O Regnerisch   O Schnee

Einsetzen des Schmerzes (Wann?):   O Morgens
                                        O Vormittags
                                        O Mittags
Genaue Uhrzeit: _____   O Nachmittags
                                        O Abends
                                        O Nachts

Art des Schmerzes: O Drückend   **Intensität:** O schwach
                        O Brennend   O mittel
                        O Pulsierend   O stark
                        O Pochernd   O sehr stark
                        O Stechend   O _____

Ort des Schmerzes (genaue Beschreibung):

_____

_____

_____

Schmerzdauer (Stunden): _____

Weitere Begleiterscheinungen:

O Schwitzen   O Ruhelosigkeit   O Übelkeit
O Müdigkeit   O Konzentrationsstörung   O Fieber
O Trägheit   O Schwindel   O Schwellungen

Weitere Notizen/Auffälligkeiten:

_____

_____

_____

_____

_____

Schmerz-Tagebuch

Datum: _____ **Wetter(Temp.):** _____ °C

O Sonnig   O Bewölkt   O Drückend   O Regnerisch O Schnee

Einsetzen des Schmerzes (Wann?):   O Morgens
                                         O Vormittags
                                         O Mittags
Genaue Uhrzeit: _____   O Nachmittags
                                         O Abends
                                         O Nachts

Art des Schmerzes: O Drückend   **Intensität:** O schwach
                       O Brennend   O mittel
                       O Pulsierend   O stark
                       O Pochernd   O sehr stark
                       O Stechend   O _____

Ort des Schmerzes (genaue Beschreibung):

_____

_____

_____

Schmerzdauer (Stunden): _____

Weitere Begleiterscheinungen:

O Schwitzen   O Ruhelosigkeit   O Übelkeit
O Müdigkeit   O Konzentrationsstörung O Fieber
O Trägheit   O Schwindel   O Schwellungen

Weitere Notizen/Auffälligkeiten:

_____

_____

_____

_____

_____

Schmerz-Tagebuch

Datum: _____   **Wetter(Temp.):**_____°C

○ Sonnig   ○ Bewölkt   ○ Drückend   ○ Regnerisch   ○ Schnee

Einsetzen des Schmerzes (Wann?):   ○ Morgens
○ Vormittags
○ Mittags
Genaue Uhrzeit: _____   ○ Nachmittags
○ Abends
○ Nachts

Art des Schmerzes: ○ Drückend   **Intensität:** ○ schwach
○ Brennend   ○ mittel
○ Pulsierend   ○ stark
○ Pochernd   ○ sehr stark
○ Stechend   ○ _____

Ort des Schmerzes (genaue Beschreibung):

_____

_____

_____

Schmerzdauer (Stunden): _____

Weitere Begleiterscheinungen:

○ Schwitzen   ○ Ruhelosigkeit   ○ Übelkeit
○ Müdigkeit   ○ Konzentrationsstörung   ○ Fieber
○ Trägheit   ○ Schwindel   ○ Schwellungen

Weitere Notizen/Auffälligkeiten:

_____

_____

_____

_____

_____

Schmerz-Tagebuch

Datum: _____   **Wetter(Temp.):**_____°C

O Sonnig   O Bewölkt   O Drückend   O Regnerisch   O Schnee

Einsetzen des Schmerzes (Wann?):   O Morgens
O Vormittags
O Mittags

Genaue Uhrzeit: _____   O Nachmittags
O Abends
O Nachts

Art des Schmerzes: O Drückend   **Intensität:** O schwach
O Brennend   O mittel
O Pulsierend   O stark
O Pochernd   O sehr stark
O Stechend   O _____

Ort des Schmerzes (genaue Beschreibung):

_____

_____

_____

Schmerzdauer (Stunden): _____

Weitere Begleiterscheinungen:

O Schwitzen   O Ruhelosigkeit   O Übelkeit
O Müdigkeit   O Konzentrationsstörung   O Fieber
O Trägheit   O Schwindel   O Schwellungen

Weitere Notizen/Auffälligkeiten:

_____

_____

_____

_____

_____

Schmerz-Tagebuch

Datum: _____   **Wetter(Temp.):** _____°C

O Sonnig   O Bewölkt   O Drückend   O Regnerisch   O Schnee

Einsetzen des Schmerzes (Wann?):   O Morgens
                                          O Vormittags
                                          O Mittags
Genaue Uhrzeit: _____   O Nachmittags
                                          O Abends
                                          O Nachts

Art des Schmerzes: O Drückend   **Intensität:** O schwach
                        O Brennend   O mittel
                        O Pulsierend   O stark
                        O Pochernd   O sehr stark
                        O Stechend   O _____

Ort des Schmerzes (genaue Beschreibung):

_____

_____

_____

Schmerzdauer (Stunden): _____

Weitere Begleiterscheinungen:

O Schwitzen   O Ruhelosigkeit   O Übelkeit
O Müdigkeit   O Konzentrationsstörung   O Fieber
O Trägheit   O Schwindel   O Schwellungen

Weitere Notizen/Auffälligkeiten:

_____

_____

_____

_____

_____

Schmerz-Tagebuch

Datum: _____   **Wetter(Temp.):** _____°C

○ Sonnig   ○ Bewölkt   ○ Drückend   ○ Regnerisch   ○ Schnee

Einsetzen des Schmerzes (Wann?):   ○ Morgens
○ Vormittags
○ Mittags
Genaue Uhrzeit: _____   ○ Nachmittags
○ Abends
○ Nachts

Art des Schmerzes: ○ Drückend   **Intensität:** ○ schwach
○ Brennend   ○ mittel
○ Pulsierend   ○ stark
○ Pochernd   ○ sehr stark
○ Stechend   ○ _____

Ort des Schmerzes (genaue Beschreibung):

_____

_____

_____

Schmerzdauer (Stunden): _____

Weitere Begleiterscheinungen:

○ Schwitzen   ○ Ruhelosigkeit   ○ Übelkeit
○ Müdigkeit   ○ Konzentrationsstörung   ○ Fieber
○ Trägheit   ○ Schwindel   ○ Schwellungen

Weitere Notizen/Auffälligkeiten:

_____

_____

_____

_____

_____

Schmerz-Tagebuch

Datum: _____   **Wetter(Temp.):**_____°C

○ Sonnig   ○ Bewölkt   ○ Drückend   ○ Regnerisch   ○ Schnee

Einsetzen des Schmerzes (Wann?):
○ Morgens
○ Vormittags
○ Mittags

Genaue Uhrzeit: _____
○ Nachmittags
○ Abends
○ Nachts

Art des Schmerzes:
○ Drückend   **Intensität:** ○ schwach
○ Brennend   ○ mittel
○ Pulsierend   ○ stark
○ Pochernd   ○ sehr stark
○ Stechend   ○ _____

Ort des Schmerzes (genaue Beschreibung):

_____

_____

_____

Schmerzdauer (Stunden): _____

Weitere Begleiterscheinungen:
○ Schwitzen   ○ Ruhelosigkeit   ○ Übelkeit
○ Müdigkeit   ○ Konzentrationsstörung   ○ Fieber
○ Trägheit   ○ Schwindel   ○ Schwellungen

Weitere Notizen/Auffälligkeiten:

_____

_____

_____

_____

_____

Schmerz-Tagebuch

Datum: _____   **Wetter(Temp.):** _____ °C

O Sonnig   O Bewölkt   O Drückend   O Regnerisch   O Schnee

Einsetzen des Schmerzes (Wann?):   O Morgens
　　　　　　　　　　　　　　　　　　　O Vormittags
　　　　　　　　　　　　　　　　　　　O Mittags
Genaue Uhrzeit: _____   O Nachmittags
　　　　　　　　　　　　　　　　　　　O Abends
　　　　　　　　　　　　　　　　　　　O Nachts

Art des Schmerzes: O Drückend   **Intensität:** O schwach
　　　　　　　　　　　　O Brennend　　　　　　　　　　O mittel
　　　　　　　　　　　　O Pulsierend　　　　　　　　　O stark
　　　　　　　　　　　　O Pochernd　　　　　　　　　　O sehr stark
　　　　　　　　　　　　O Stechend　　　　　　　　　　O _____

Ort des Schmerzes (genaue Beschreibung):

_____

_____

_____

Schmerzdauer (Stunden): _____

Weitere Begleiterscheinungen:

O Schwitzen   O Ruhelosigkeit   O Übelkeit
O Müdigkeit   O Konzentrationsstörung   O Fieber
O Trägheit   O Schwindel   O Schwellungen

Weitere Notizen/Auffälligkeiten:

_____

_____

_____

_____

_____

Schmerz-Tagebuch

Datum: _____   **Wetter(Temp.):**_____°C

O Sonnig   O Bewölkt   O Drückend   O Regnerisch   O Schnee

Einsetzen des Schmerzes (Wann?):   O Morgens
                                          O Vormittags
                                          O Mittags
Genaue Uhrzeit: _____   O Nachmittags
                                          O Abends
                                          O Nachts

Art des Schmerzes: O Drückend   **Intensität:** O schwach
                       O Brennend   O mittel
                       O Pulsierend   O stark
                       O Pochernd   O sehr stark
                       O Stechend   O_____

Ort des Schmerzes (genaue Beschreibung):

_____

_____

_____

Schmerzdauer (Stunden): _____

Weitere Begleiterscheinungen:

O Schwitzen   O Ruhelosigkeit   O Übelkeit
O Müdigkeit   O Konzentrationsstörung   O Fieber
O Trägheit   O Schwindel   O Schwellungen

Weitere Notizen/Auffälligkeiten:

_____

_____

_____

_____

_____

Schmerz-Tagebuch

Datum: _____   **Wetter(Temp.):**_____ °C

○ Sonnig   ○ Bewölkt   ○ Drückend   ○ Regnerisch   ○ Schnee

Einsetzen des Schmerzes (Wann?):   ○ Morgens
                                          ○ Vormittags
Genaue Uhrzeit: _____   ○ Mittags
                                          ○ Nachmittags
                                          ○ Abends
                                          ○ Nachts

Art des Schmerzes: ○ Drückend   **Intensität:** ○ schwach
                        ○ Brennend   ○ mittel
                        ○ Pulsierend   ○ stark
                        ○ Pochernd   ○ sehr stark
                        ○ Stechend   ○ _____

Ort des Schmerzes (genaue Beschreibung):

_____

_____

_____

Schmerzdauer (Stunden): _____

Weitere Begleiterscheinungen:

○ Schwitzen   ○ Ruhelosigkeit   ○ Übelkeit
○ Müdigkeit   ○ Konzentrationsstörung   ○ Fieber
○ Trägheit   ○ Schwindel   ○ Schwellungen

Weitere Notizen/Auffälligkeiten:

_____

_____

_____

_____

_____

Schmerz-Tagebuch

Datum: _____   **Wetter(Temp.):** _____°C

O Sonnig   O Bewölkt   O Drückend   O Regnerisch   O Schnee

Einsetzen des Schmerzes (Wann?):   O Morgens
                                          O Vormittags
                                          O Mittags
Genaue Uhrzeit: _____   O Nachmittags
                                          O Abends
                                          O Nachts

Art des Schmerzes: O Drückend   **Intensität:** O schwach
                        O Brennend   O mittel
                        O Pulsierend   O stark
                        O Pochernd   O sehr stark
                        O Stechend   O _____

Ort des Schmerzes (genaue Beschreibung):

_____

_____

_____

Schmerzdauer (Stunden): _____

Weitere Begleiterscheinungen:

O Schwitzen   O Ruhelosigkeit   O Übelkeit
O Müdigkeit   O Konzentrationsstörung   O Fieber
O Trägheit   O Schwindel   O Schwellungen

Weitere Notizen/Auffälligkeiten:

_____

_____

_____

_____

_____

Schmerz-Tagebuch

Datum: _____   **Wetter(Temp.):** _____ °C

O Sonnig   O Bewölkt   O Drückend   O Regnerisch   O Schnee

Einsetzen des Schmerzes (Wann?):   O Morgens
                                           O Vormittags
                                           O Mittags
Genaue Uhrzeit: _____   O Nachmittags
                                           O Abends
                                           O Nachts

Art des Schmerzes: O Drückend   **Intensität:** O schwach
                              O Brennend   O mittel
                              O Pulsierend   O stark
                              O Pochernd   O sehr stark
                              O Stechend   O _____

Ort des Schmerzes (genaue Beschreibung):

_____

_____

_____

Schmerzdauer (Stunden): _____

Weitere Begleiterscheinungen:

O Schwitzen   O Ruhelosigkeit   O Übelkeit
O Müdigkeit   O Konzentrationsstörung   O Fieber
O Trägheit   O Schwindel   O Schwellungen

Weitere Notizen/Auffälligkeiten:

_____

_____

_____

_____

Schmerz-Tagebuch

Datum: _____   **Wetter(Temp.):**_____°C

○ Sonnig   ○ Bewölkt   ○ Drückend   ○ Regnerisch   ○ Schnee

Einsetzen des Schmerzes (Wann?):   ○ Morgens
                                          ○ Vormittags
                                          ○ Mittags
Genaue Uhrzeit: _____   ○ Nachmittags
                                          ○ Abends
                                          ○ Nachts

Art des Schmerzes: ○ Drückend   **Intensität:** ○ schwach
                       ○ Brennend   ○ mittel
                       ○ Pulsierend   ○ stark
                       ○ Pochernd   ○ sehr stark
                       ○ Stechend   ○ _____

Ort des Schmerzes (genaue Beschreibung):

_____

_____

_____

Schmerzdauer (Stunden): _____

Weitere Begleiterscheinungen:

○ Schwitzen   ○ Ruhelosigkeit   ○ Übelkeit
○ Müdigkeit   ○ Konzentrationsstörung   ○ Fieber
○ Trägheit   ○ Schwindel   ○ Schwellungen

Weitere Notizen/Auffälligkeiten:

_____

_____

_____

_____

_____

Schmerz-Tagebuch

Datum: _____   **Wetter(Temp.):**_____ °C

O Sonnig   O Bewölkt   O Drückend   O Regnerisch   O Schnee

Einsetzen des Schmerzes (Wann?):

O Morgens
O Vormittags
O Mittags
O Nachmittags
O Abends
O Nachts

Genaue Uhrzeit: _____

Art des Schmerzes:
O Drückend
O Brennend
O Pulsierend
O Pochernd
O Stechend

Intensität:
O schwach
O mittel
O stark
O sehr stark
O _____

Ort des Schmerzes (genaue Beschreibung):

_____

_____

_____

Schmerzdauer (Stunden): _____

Weitere Begleiterscheinungen:

O Schwitzen   O Ruhelosigkeit   O Übelkeit
O Müdigkeit   O Konzentrationsstörung   O Fieber
O Trägheit   O Schwindel   O Schwellungen

Weitere Notizen/Auffälligkeiten:

_____

_____

_____

_____

_____

Schmerz-Tagebuch

Datum: _____   **Wetter(Temp.):**_____°C

O Sonnig   O Bewölkt   O Drückend   O Regnerisch   O Schnee

Einsetzen des Schmerzes (Wann?):   O Morgens
O Vormittags
O Mittags
Genaue Uhrzeit: _____   O Nachmittags
O Abends
O Nachts

Art des Schmerzes: O Drückend   **Intensität:** O schwach
O Brennend   O mittel
O Pulsierend   O stark
O Pochernd   O sehr stark
O Stechend   O_____

Ort des Schmerzes (genaue Beschreibung):

_____

_____

_____

Schmerzdauer (Stunden): _____

Weitere Begleiterscheinungen:

O Schwitzen   O Ruhelosigkeit   O Übelkeit
O Müdigkeit   O Konzentrationsstörung   O Fieber
O Trägheit   O Schwindel   O Schwellungen

Weitere Notizen/Auffälligkeiten:

_____

_____

_____

_____

_____

Schmerz-Tagebuch

Datum: _____   **Wetter(Temp.):** _____ °C

O Sonnig   O Bewölkt   O Drückend   O Regnerisch   O Schnee

Einsetzen des Schmerzes (Wann?):   O Morgens
                                          O Vormittags
Genaue Uhrzeit: _____   O Mittags
                                          O Nachmittags
                                          O Abends
                                          O Nachts

Art des Schmerzes: O Drückend   **Intensität:** O schwach
                       O Brennend   O mittel
                       O Pulsierend   O stark
                       O Pochernd   O sehr stark
                       O Stechend   O _____

Ort des Schmerzes (genaue Beschreibung):

_____

_____

_____

Schmerzdauer (Stunden): _____

Weitere Begleiterscheinungen:

O Schwitzen   O Ruhelosigkeit   O Übelkeit
O Müdigkeit   O Konzentrationsstörung   O Fieber
O Trägheit   O Schwindel   O Schwellungen

Weitere Notizen/Auffälligkeiten:

_____

_____

_____

_____

Schmerz-Tagebuch

Datum: _____   **Wetter(Temp.):**_____°C

○ Sonnig   ○ Bewölkt   ○ Drückend   ○ Regnerisch   ○ Schnee

Einsetzen des Schmerzes (Wann?):   ○ Morgens
○ Vormittags
○ Mittags
Genaue Uhrzeit: _____   ○ Nachmittags
○ Abends
○ Nachts

Art des Schmerzes: ○ Drückend   **Intensität:** ○ schwach
○ Brennend   ○ mittel
○ Pulsierend   ○ stark
○ Pochernd   ○ sehr stark
○ Stechend   ○ _____

Ort des Schmerzes (genaue Beschreibung):

_____

_____

_____

Schmerzdauer (Stunden): _____

Weitere Begleiterscheinungen:

○ Schwitzen   ○ Ruhelosigkeit   ○ Übelkeit
○ Müdigkeit   ○ Konzentrationsstörung   ○ Fieber
○ Trägheit   ○ Schwindel   ○ Schwellungen

Weitere Notizen/Auffälligkeiten:

_____

_____

_____

_____

_____

Schmerz-Tagebuch

Datum: _____ **Wetter(Temp.):** _____ °C

○ Sonnig ○ Bewölkt ○ Drückend ○ Regnerisch ○ Schnee

Einsetzen des Schmerzes (Wann?): ○ Morgens
○ Vormittags
○ Mittags
Genaue Uhrzeit: _____ ○ Nachmittags
○ Abends
○ Nachts

Art des Schmerzes: ○ Drückend **Intensität:** ○ schwach
○ Brennend ○ mittel
○ Pulsierend ○ stark
○ Pochernd ○ sehr stark
○ Stechend ○ _____

Ort des Schmerzes (genaue Beschreibung):

_____

_____

_____

Schmerzdauer (Stunden): _____

Weitere Begleiterscheinungen:

○ Schwitzen ○ Ruhelosigkeit ○ Übelkeit
○ Müdigkeit ○ Konzentrationsstörung ○ Fieber
○ Trägheit ○ Schwindel ○ Schwellungen

Weitere Notizen/Auffälligkeiten:

_____

_____

_____

_____

Schmerz-Tagebuch

Datum: _____   **Wetter(Temp.):**_____°C

○ Sonnig   ○ Bewölkt   ○ Drückend   ○ Regnerisch   ○ Schnee

Einsetzen des Schmerzes (Wann?):   ○ Morgens
○ Vormittags
○ Mittags

Genaue Uhrzeit: _____   ○ Nachmittags
○ Abends
○ Nachts

Art des Schmerzes: ○ Drückend   **Intensität:** ○ schwach
○ Brennend   ○ mittel
○ Pulsierend   ○ stark
○ Pochernd   ○ sehr stark
○ Stechend   ○ _____

Ort des Schmerzes (genaue Beschreibung):

_____

_____

_____

Schmerzdauer (Stunden): _____

Weitere Begleiterscheinungen:

○ Schwitzen   ○ Ruhelosigkeit   ○ Übelkeit
○ Müdigkeit   ○ Konzentrationsstörung   ○ Fieber
○ Trägheit   ○ Schwindel   ○ Schwellungen

Weitere Notizen/Auffälligkeiten:

_____

_____

_____

_____

_____

Schmerz-Tagebuch

Datum: _____ **Wetter(Temp.):**_____ °C

O Sonnig   O Bewölkt   O Drückend   O Regnerisch   O Schnee

Einsetzen des Schmerzes (Wann?):   O Morgens
                                        O Vormittags
                                        O Mittags
Genaue Uhrzeit: _____   O Nachmittags
                                        O Abends
                                        O Nachts

Art des Schmerzes: O Drückend   **Intensität:** O schwach
                        O Brennend   O mittel
                        O Pulsierend   O stark
                        O Pochernd   O sehr stark
                        O Stechend   O _____

Ort des Schmerzes (genaue Beschreibung):

_____

_____

_____

Schmerzdauer (Stunden): _____

Weitere Begleiterscheinungen:

O Schwitzen   O Ruhelosigkeit   O Übelkeit
O Müdigkeit   O Konzentrationsstörung   O Fieber
O Trägheit   O Schwindel   O Schwellungen

Weitere Notizen/Auffälligkeiten:

_____

_____

_____

_____

_____

Schmerz-Tagebuch

Datum: _____ **Wetter(Temp.):**_____°C

O Sonnig   O Bewölkt   O Drückend   O Regnerisch   O Schnee

Einsetzen des Schmerzes (Wann?):   O Morgens
                                        O Vormittags
                                        O Mittags
Genaue Uhrzeit: _____   O Nachmittags
                                        O Abends
                                        O Nachts

Art des Schmerzes: O Drückend   **Intensität:** O schwach
                        O Brennend   O mittel
                        O Pulsierend   O stark
                        O Pochernd   O sehr stark
                        O Stechend   O _____

Ort des Schmerzes (genaue Beschreibung):

_____

_____

_____

Schmerzdauer (Stunden): _____

Weitere Begleiterscheinungen:

O Schwitzen   O Ruhelosigkeit   O Übelkeit
O Müdigkeit   O Konzentrationsstörung   O Fieber
O Trägheit   O Schwindel   O Schwellungen

Weitere Notizen/Auffälligkeiten:

_____

_____

_____

_____

_____

Schmerz-Tagebuch

Datum: _____　　　**Wetter(Temp.):**_____°C

O Sonnig　　O Bewölkt　　O Drückend　　O Regnerisch　O Schnee

Einsetzen des Schmerzes (Wann?):　O Morgens
　　　　　　　　　　　　　　　　　O Vormittags
　　　　　　　　　　　　　　　　　O Mittags
Genaue Uhrzeit: _____　O Nachmittags
　　　　　　　　　　　　　　　　　O Abends
　　　　　　　　　　　　　　　　　O Nachts

Art des Schmerzes:　O Drückend　　**Intensität:** O schwach
　　　　　　　　　　　O Brennend　　　　　　　　　O mittel
　　　　　　　　　　　O Pulsierend　　　　　　　　O stark
　　　　　　　　　　　O Pochernd　　　　　　　　　O sehr stark
　　　　　　　　　　　O Stechend　　　　　　　　　O _____

Ort des Schmerzes (genaue Beschreibung):

_____

_____

_____

Schmerzdauer (Stunden): _____

Weitere Begleiterscheinungen:

O Schwitzen　　　O Ruhelosigkeit　　　　　O Übelkeit
O Müdigkeit　　　O Konzentrationsstörung　O Fieber
O Trägheit　　　　O Schwindel　　　　　　　O Schwellungen

Weitere Notizen/Auffälligkeiten:

_____

_____

_____

_____

_____

Schmerz-Tagebuch

Datum: _____   **Wetter(Temp.):**_____°C

O Sonnig   O Bewölkt   O Drückend   O Regnerisch   O Schnee

Einsetzen des Schmerzes (Wann?):   O Morgens
                                        O Vormittags
                                        O Mittags
Genaue Uhrzeit: _____   O Nachmittags
                                        O Abends
                                        O Nachts

Art des Schmerzes: O Drückend   **Intensität:** O schwach
                         O Brennend   O mittel
                         O Pulsierend   O stark
                         O Pochernd   O sehr stark
                         O Stechend   O _____

Ort des Schmerzes (genaue Beschreibung):

_____

_____

_____

Schmerzdauer (Stunden): _____

Weitere Begleiterscheinungen:

O Schwitzen   O Ruhelosigkeit   O Übelkeit
O Müdigkeit   O Konzentrationsstörung O Fieber
O Trägheit   O Schwindel   O Schwellungen

Weitere Notizen/Auffälligkeiten:

_____

_____

_____

_____

_____

Schmerz-Tagebuch

Datum: _____ **Wetter(Temp.):**_____ °C

O Sonnig O Bewölkt O Drückend O Regnerisch O Schnee

Einsetzen des Schmerzes (Wann?): O Morgens
O Vormittags
O Mittags
Genaue Uhrzeit: _____ O Nachmittags
O Abends
O Nachts

Art des Schmerzes: O Drückend **Intensität:** O schwach
O Brennend O mittel
O Pulsierend O stark
O Pochernd O sehr stark
O Stechend O _____

Ort des Schmerzes (genaue Beschreibung):

_____

_____

_____

Schmerzdauer (Stunden): _____

Weitere Begleiterscheinungen:

O Schwitzen O Ruhelosigkeit O Übelkeit
O Müdigkeit O Konzentrationsstörung O Fieber
O Trägheit O Schwindel O Schwellungen

Weitere Notizen/Auffälligkeiten:

_____

_____

_____

_____

_____

Schmerz-Tagebuch

Datum: _____   **Wetter(Temp.):**_____°C

O Sonnig   O Bewölkt   O Drückend   O Regnerisch   O Schnee

Einsetzen des Schmerzes (Wann?):   O Morgens
                                          O Vormittags
                                          O Mittags
Genaue Uhrzeit: _____   O Nachmittags
                                          O Abends
                                          O Nachts

Art des Schmerzes: O Drückend   **Intensität:** O schwach
                           O Brennend   O mittel
                           O Pulsierend   O stark
                           O Pochernd   O sehr stark
                           O Stechend   O _____

Ort des Schmerzes (genaue Beschreibung):

_____

_____

_____

Schmerzdauer (Stunden): _____

Weitere Begleiterscheinungen:

O Schwitzen   O Ruhelosigkeit   O Übelkeit
O Müdigkeit   O Konzentrationsstörung   O Fieber
O Trägheit   O Schwindel   O Schwellungen

Weitere Notizen/Auffälligkeiten:

_____

_____

_____

_____

_____

Schmerz-Tagebuch

Datum: _____   **Wetter(Temp.):** _____ °C

O Sonnig   O Bewölkt   O Drückend   O Regnerisch   O Schnee

Einsetzen des Schmerzes (Wann?):   O Morgens
                                          O Vormittags
                                          O Mittags
Genaue Uhrzeit: _____   O Nachmittags
                                          O Abends
                                          O Nachts

Art des Schmerzes: O Drückend   **Intensität:** O schwach
                           O Brennend   O mittel
                           O Pulsierend   O stark
                           O Pochernd   O sehr stark
                           O Stechend   O _____

Ort des Schmerzes (genaue Beschreibung):

_____

_____

_____

Schmerzdauer (Stunden): _____

Weitere Begleiterscheinungen:

O Schwitzen   O Ruhelosigkeit   O Übelkeit
O Müdigkeit   O Konzentrationsstörung   O Fieber
O Trägheit   O Schwindel   O Schwellungen

Weitere Notizen/Auffälligkeiten:

_____

_____

_____

_____

_____

Schmerz-Tagebuch

Datum: _____   **Wetter(Temp.):**_____°C

O Sonnig   O Bewölkt   O Drückend   O Regnerisch   O Schnee

Einsetzen des Schmerzes (Wann?):   O Morgens
                                          O Vormittags
                                          O Mittags
Genaue Uhrzeit: _____   O Nachmittags
                                          O Abends
                                          O Nachts

Art des Schmerzes: O Drückend   **Intensität:** O schwach
                       O Brennend   O mittel
                       O Pulsierend   O stark
                       O Pochernd   O sehr stark
                       O Stechend   O_____

Ort des Schmerzes (genaue Beschreibung):

_____

_____

_____

Schmerzdauer (Stunden): _____

Weitere Begleiterscheinungen:

O Schwitzen   O Ruhelosigkeit   O Übelkeit
O Müdigkeit   O Konzentrationsstörung   O Fieber
O Trägheit   O Schwindel   O Schwellungen

Weitere Notizen/Auffälligkeiten:

_____

_____

_____

_____

_____

Schmerz-Tagebuch

Datum: _____   **Wetter(Temp.):** _____°C

O Sonnig   O Bewölkt   O Drückend   O Regnerisch O Schnee

Einsetzen des Schmerzes (Wann?):   O Morgens
                                          O Vormittags
                                          O Mittags
Genaue Uhrzeit: _____   O Nachmittags
                                          O Abends
                                          O Nachts

Art des Schmerzes: O Drückend   **Intensität:** O schwach
                       O Brennend   O mittel
                       O Pulsierend   O stark
                       O Pochernd   O sehr stark
                       O Stechend   O _____

Ort des Schmerzes (genaue Beschreibung):

_____

_____

_____

Schmerzdauer (Stunden): _____

Weitere Begleiterscheinungen:

O Schwitzen   O Ruhelosigkeit   O Übelkeit
O Müdigkeit   O Konzentrationsstörung   O Fieber
O Trägheit   O Schwindel   O Schwellungen

Weitere Notizen/Auffälligkeiten:

_____

_____

_____

_____

_____

Schmerz-Tagebuch

Datum: _____ **Wetter(Temp.):**_____ °C

O Sonnig   O Bewölkt   O Drückend   O Regnerisch   O Schnee

Einsetzen des Schmerzes (Wann?):   O Morgens
                                         O Vormittags
                                         O Mittags
Genaue Uhrzeit: _____   O Nachmittags
                                         O Abends
                                         O Nachts

Art des Schmerzes: O Drückend   **Intensität:** O schwach
                       O Brennend   O mittel
                       O Pulsierend   O stark
                       O Pochernd   O sehr stark
                       O Stechend   O _____

Ort des Schmerzes (genaue Beschreibung):

_____

_____

_____

Schmerzdauer (Stunden): _____

Weitere Begleiterscheinungen:

O Schwitzen   O Ruhelosigkeit   O Übelkeit
O Müdigkeit   O Konzentrationsstörung   O Fieber
O Trägheit   O Schwindel   O Schwellungen

Weitere Notizen/Auffälligkeiten:

_____

_____

_____

_____

_____

Schmerz-Tagebuch

Datum: _____   **Wetter(Temp.):** _____ °C

○ Sonnig   ○ Bewölkt   ○ Drückend   ○ Regnerisch ○ Schnee

Einsetzen des Schmerzes (Wann?): ○ Morgens
                                           ○ Vormittags

Genaue Uhrzeit: _____ ○ Mittags
                                         ○ Nachmittags
                                         ○ Abends
                                         ○ Nachts

Art des Schmerzes: ○ Drückend   **Intensität:** ○ schwach
                             ○ Brennend   ○ mittel
                             ○ Pulsierend   ○ stark
                             ○ Pochernd   ○ sehr stark
                             ○ Stechend   ○ _____

Ort des Schmerzes (genaue Beschreibung):

_____

_____

_____

Schmerzdauer (Stunden): _____

Weitere Begleiterscheinungen:

○ Schwitzen   ○ Ruhelosigkeit   ○ Übelkeit
○ Müdigkeit   ○ Konzentrationsstörung   ○ Fieber
○ Trägheit   ○ Schwindel   ○ Schwellungen

Weitere Notizen/Auffälligkeiten:

_____

_____

_____

_____

_____

Schmerz-Tagebuch

Datum: _____   **Wetter(Temp.):**_____°C

○ Sonnig   ○ Bewölkt   ○ Drückend   ○ Regnerisch   ○ Schnee

Einsetzen des Schmerzes (Wann?):   ○ Morgens
○ Vormittags
○ Mittags
Genaue Uhrzeit: _____   ○ Nachmittags
○ Abends
○ Nachts

Art des Schmerzes: ○ Drückend   **Intensität:** ○ schwach
○ Brennend   ○ mittel
○ Pulsierend   ○ stark
○ Pochernd   ○ sehr stark
○ Stechend   ○ _____

Ort des Schmerzes (genaue Beschreibung):

_____

_____

_____

Schmerzdauer (Stunden): _____

Weitere Begleiterscheinungen:

○ Schwitzen   ○ Ruhelosigkeit   ○ Übelkeit
○ Müdigkeit   ○ Konzentrationsstörung   ○ Fieber
○ Trägheit   ○ Schwindel   ○ Schwellungen

Weitere Notizen/Auffälligkeiten:

_____

_____

_____

_____

_____

Schmerz-Tagebuch

Datum: _____   **Wetter(Temp.):** _____°C

O Sonnig   O Bewölkt   O Drückend   O Regnerisch   O Schnee

Einsetzen des Schmerzes (Wann?):   O Morgens
                                          O Vormittags
Genaue Uhrzeit: _____   O Mittags
                                          O Nachmittags
                                          O Abends
                                          O Nachts

Art des Schmerzes: O Drückend   **Intensität:** O schwach
                       O Brennend   O mittel
                       O Pulsierend   O stark
                       O Pochernd   O sehr stark
                       O Stechend   O _____

Ort des Schmerzes (genaue Beschreibung):

_____

_____

_____

Schmerzdauer (Stunden): _____

Weitere Begleiterscheinungen:

O Schwitzen   O Ruhelosigkeit   O Übelkeit
O Müdigkeit   O Konzentrationsstörung   O Fieber
O Trägheit   O Schwindel   O Schwellungen

Weitere Notizen/Auffälligkeiten:

_____

_____

_____

_____

_____

Schmerz-Tagebuch

Datum: _____   **Wetter(Temp.):**_____°C

○ Sonnig   ○ Bewölkt   ○ Drückend   ○ Regnerisch   ○ Schnee

Einsetzen des Schmerzes (Wann?):   ○ Morgens
                                           ○ Vormittags
                                           ○ Mittags
Genaue Uhrzeit: _____   ○ Nachmittags
                                           ○ Abends
                                           ○ Nachts

Art des Schmerzes: ○ Drückend   **Intensität:** ○ schwach
                            ○ Brennend   ○ mittel
                            ○ Pulsierend   ○ stark
                            ○ Pochernd   ○ sehr stark
                            ○ Stechend   ○ _____

Ort des Schmerzes (genaue Beschreibung):

_____

_____

_____

Schmerzdauer (Stunden): _____

Weitere Begleiterscheinungen:

○ Schwitzen   ○ Ruhelosigkeit   ○ Übelkeit
○ Müdigkeit   ○ Konzentrationsstörung   ○ Fieber
○ Trägheit   ○ Schwindel   ○ Schwellungen

Weitere Notizen/Auffälligkeiten:

_____

_____

_____

_____

_____

Schmerz-Tagebuch

Datum: _____ **Wetter(Temp.):** _____ °C

O Sonnig   O Bewölkt   O Drückend   O Regnerisch   O Schnee

Einsetzen des Schmerzes (Wann?):

O Morgens
O Vormittags
O Mittags
O Nachmittags
O Abends
O Nachts

Genaue Uhrzeit: _____

Art des Schmerzes:

O Drückend
O Brennend
O Pulsierend
O Pochernd
O Stechend

Intensität:

O schwach
O mittel
O stark
O sehr stark
O _____

Ort des Schmerzes (genaue Beschreibung):

_____

_____

_____

Schmerzdauer (Stunden): _____

Weitere Begleiterscheinungen:

O Schwitzen   O Ruhelosigkeit   O Übelkeit
O Müdigkeit   O Konzentrationsstörung   O Fieber
O Trägheit   O Schwindel   O Schwellungen

Weitere Notizen/Auffälligkeiten:

_____

_____

_____

_____

_____

Schmerz-Tagebuch

Datum: _____   **Wetter(Temp.):** _____°C

O Sonnig   O Bewölkt   O Drückend   O Regnerisch   O Schnee

Einsetzen des Schmerzes (Wann?):   O Morgens
                                          O Vormittags
                                          O Mittags
Genaue Uhrzeit: _____   O Nachmittags
                                          O Abends
                                          O Nachts

Art des Schmerzes: O Drückend   **Intensität:** O schwach
                        O Brennend   O mittel
                        O Pulsierend   O stark
                        O Pochernd   O sehr stark
                        O Stechend   O _____

Ort des Schmerzes (genaue Beschreibung):

_____

_____

_____

Schmerzdauer (Stunden): _____

Weitere Begleiterscheinungen:

O Schwitzen   O Ruhelosigkeit   O Übelkeit
O Müdigkeit   O Konzentrationsstörung   O Fieber
O Trägheit   O Schwindel   O Schwellungen

Weitere Notizen/Auffälligkeiten:

_____

_____

_____

_____

_____

Schmerz-Tagebuch

Datum: _____   **Wetter(Temp.):** _____ °C

O Sonnig   O Bewölkt   O Drückend   O Regnerisch   O Schnee

Einsetzen des Schmerzes (Wann?):   O Morgens
                                          O Vormittags
                                          O Mittags
Genaue Uhrzeit: _____   O Nachmittags
                                          O Abends
                                          O Nachts

Art des Schmerzes: O Drückend   **Intensität:** O schwach
                       O Brennend   O mittel
                       O Pulsierend   O stark
                       O Pochernd   O sehr stark
                       O Stechend   O _____

Ort des Schmerzes (genaue Beschreibung):

_____

_____

_____

Schmerzdauer (Stunden): _____

Weitere Begleiterscheinungen:

O Schwitzen   O Ruhelosigkeit   O Übelkeit
O Müdigkeit   O Konzentrationsstörung   O Fieber
O Trägheit   O Schwindel   O Schwellungen

Weitere Notizen/Auffälligkeiten:

_____

_____

_____

_____

_____

Schmerz-Tagebuch

Datum: _____   **Wetter(Temp.):** _____°C

○ Sonnig   ○ Bewölkt   ○ Drückend   ○ Regnerisch   ○ Schnee

Einsetzen des Schmerzes (Wann?):   ○ Morgens
○ Vormittags
○ Mittags
Genaue Uhrzeit: _____   ○ Nachmittags
○ Abends
○ Nachts

Art des Schmerzes: ○ Drückend   **Intensität:** ○ schwach
○ Brennend   ○ mittel
○ Pulsierend   ○ stark
○ Pochernd   ○ sehr stark
○ Stechend   ○ _____

Ort des Schmerzes (genaue Beschreibung):

_____

_____

_____

Schmerzdauer (Stunden): _____

Weitere Begleiterscheinungen:

○ Schwitzen   ○ Ruhelosigkeit   ○ Übelkeit
○ Müdigkeit   ○ Konzentrationsstörung   ○ Fieber
○ Trägheit   ○ Schwindel   ○ Schwellungen

Weitere Notizen/Auffälligkeiten:

_____

_____

_____

_____

_____

Schmerz-Tagebuch

Datum: _____   **Wetter(Temp.):** _____ °C

O Sonnig   O Bewölkt   O Drückend   O Regnerisch   O Schnee

Einsetzen des Schmerzes (Wann?):   O Morgens
                                         O Vormittags
                                         O Mittags
Genaue Uhrzeit: _____   O Nachmittags
                                         O Abends
                                         O Nachts

Art des Schmerzes: O Drückend   **Intensität:** O schwach
                        O Brennend   O mittel
                        O Pulsierend   O stark
                        O Pochernd   O sehr stark
                        O Stechend   O _____

Ort des Schmerzes (genaue Beschreibung):

_____

_____

_____

Schmerzdauer (Stunden): _____

Weitere Begleiterscheinungen:

O Schwitzen   O Ruhelosigkeit   O Übelkeit
O Müdigkeit   O Konzentrationsstörung   O Fieber
O Trägheit   O Schwindel   O Schwellungen

Weitere Notizen/Auffälligkeiten:

_____

_____

_____

_____

_____

Schmerz-Tagebuch

Datum: _____   **Wetter(Temp.):**_____°C

O Sonnig   O Bewölkt   O Drückend   O Regnerisch   O Schnee

Einsetzen des Schmerzes (Wann?):   O Morgens
                                          O Vormittags
                                          O Mittags
Genaue Uhrzeit: _____   O Nachmittags
                                          O Abends
                                          O Nachts

Art des Schmerzes: O Drückend   **Intensität:** O schwach
                        O Brennend   O mittel
                        O Pulsierend   O stark
                        O Pochernd   O sehr stark
                        O Stechend   O _____

Ort des Schmerzes (genaue Beschreibung):

_____

_____

_____

Schmerzdauer (Stunden): _____

Weitere Begleiterscheinungen:

O Schwitzen   O Ruhelosigkeit   O Übelkeit
O Müdigkeit   O Konzentrationsstörung   O Fieber
O Trägheit   O Schwindel   O Schwellungen

Weitere Notizen/Auffälligkeiten:

_____

_____

_____

_____

_____

Schmerz-Tagebuch

Datum: _____   **Wetter(Temp.):**_____°C

○ Sonnig   ○ Bewölkt   ○ Drückend   ○ Regnerisch ○ Schnee

Einsetzen des Schmerzes (Wann?):

○ Morgens
○ Vormittags
○ Mittags

Genaue Uhrzeit: _____

○ Nachmittags
○ Abends
○ Nachts

Art des Schmerzes:

○ Drückend
○ Brennend
○ Pulsierend
○ Pochernd
○ Stechend

Intensität:

○ schwach
○ mittel
○ stark
○ sehr stark
○ _____

Ort des Schmerzes (genaue Beschreibung):

_____

_____

_____

Schmerzdauer (Stunden): _____

Weitere Begleiterscheinungen:

○ Schwitzen   ○ Ruhelosigkeit   ○ Übelkeit
○ Müdigkeit   ○ Konzentrationsstörung   ○ Fieber
○ Trägheit   ○ Schwindel   ○ Schwellungen

Weitere Notizen/Auffälligkeiten:

_____

_____

_____

_____

_____

Schmerz-Tagebuch

Datum: _____   **Wetter(Temp.):** _____°C

O Sonnig   O Bewölkt   O Drückend   O Regnerisch   O Schnee

Einsetzen des Schmerzes (Wann?):   O Morgens
                                       O Vormittags
                                       O Mittags
Genaue Uhrzeit: _____   O Nachmittags
                                       O Abends
                                       O Nachts

Art des Schmerzes: O Drückend   **Intensität:**   O schwach
                               O Brennend   O mittel
                               O Pulsierend   O stark
                               O Pochernd   O sehr stark
                               O Stechend   O _____

Ort des Schmerzes (genaue Beschreibung):

_____

_____

_____

Schmerzdauer (Stunden): _____

Weitere Begleiterscheinungen:

O Schwitzen   O Ruhelosigkeit   O Übelkeit
O Müdigkeit   O Konzentrationsstörung   O Fieber
O Trägheit   O Schwindel   O Schwellungen

Weitere Notizen/Auffälligkeiten:

_____

_____

_____

_____

_____

Schmerz-Tagebuch

Datum: _____   **Wetter(Temp.):** _____ °C

O Sonnig   O Bewölkt   O Drückend   O Regnerisch   O Schnee

Einsetzen des Schmerzes (Wann?):   O Morgens
                                         O Vormittags
                                         O Mittags
Genaue Uhrzeit: _____   O Nachmittags
                                         O Abends
                                         O Nachts

Art des Schmerzes: O Drückend   **Intensität:** O schwach
                        O Brennend   O mittel
                        O Pulsierend   O stark
                        O Pochernd   O sehr stark
                        O Stechend   O _____

Ort des Schmerzes (genaue Beschreibung):

_____

_____

_____

Schmerzdauer (Stunden): _____

Weitere Begleiterscheinungen:

O Schwitzen   O Ruhelosigkeit   O Übelkeit
O Müdigkeit   O Konzentrationsstörung   O Fieber
O Trägheit   O Schwindel   O Schwellungen

Weitere Notizen/Auffälligkeiten:

_____

_____

_____

_____

_____

Schmerz-Tagebuch

Datum: _____   **Wetter(Temp.):** _____°C

○ Sonnig   ○ Bewölkt   ○ Drückend   ○ Regnerisch   ○ Schnee

Einsetzen des Schmerzes (Wann?):   ○ Morgens
                                          ○ Vormittags
                                          ○ Mittags
Genaue Uhrzeit: _____   ○ Nachmittags
                                          ○ Abends
                                          ○ Nachts

Art des Schmerzes: ○ Drückend   **Intensität:** ○ schwach
                          ○ Brennend   ○ mittel
                          ○ Pulsierend   ○ stark
                          ○ Pochernd   ○ sehr stark
                          ○ Stechend   ○ _____

Ort des Schmerzes (genaue Beschreibung):

_____

_____

_____

Schmerzdauer (Stunden): _____

Weitere Begleiterscheinungen:

○ Schwitzen   ○ Ruhelosigkeit   ○ Übelkeit
○ Müdigkeit   ○ Konzentrationsstörung   ○ Fieber
○ Trägheit   ○ Schwindel   ○ Schwellungen

Weitere Notizen/Auffälligkeiten:

_____

_____

_____

_____

_____

Schmerz-Tagebuch

Datum: _____   **Wetter(Temp.):** _____ °C

O Sonnig   O Bewölkt   O Drückend   O Regnerisch   O Schnee

Einsetzen des Schmerzes (Wann?):   O Morgens
                                                                    O Vormittags
                                                                    O Mittags
Genaue Uhrzeit: _____   O Nachmittags
                                                                    O Abends
                                                                    O Nachts

Art des Schmerzes: O Drückend   **Intensität:** O schwach
                                       O Brennend   O mittel
                                       O Pulsierend   O stark
                                       O Pochernd   O sehr stark
                                       O Stechend   O _____

Ort des Schmerzes (genaue Beschreibung):

_____

_____

_____

Schmerzdauer (Stunden): _____

Weitere Begleiterscheinungen:

O Schwitzen   O Ruhelosigkeit   O Übelkeit
O Müdigkeit   O Konzentrationsstörung   O Fieber
O Trägheit   O Schwindel   O Schwellungen

Weitere Notizen/Auffälligkeiten:

_____

_____

_____

_____

_____

Schmerz-Tagebuch

Datum: _____ **Wetter(Temp.):** _____°C

O Sonnig   O Bewölkt   O Drückend   O Regnerisch   O Schnee

Einsetzen des Schmerzes (Wann?):   O Morgens
                                          O Vormittags
                                          O Mittags
Genaue Uhrzeit: _____   O Nachmittags
                                          O Abends
                                          O Nachts

Art des Schmerzes: O Drückend   **Intensität:** O schwach
                        O Brennend   O mittel
                        O Pulsierend   O stark
                        O Pochernd   O sehr stark
                        O Stechend   O _____

Ort des Schmerzes (genaue Beschreibung):

_____

_____

_____

Schmerzdauer (Stunden): _____

Weitere Begleiterscheinungen:

O Schwitzen   O Ruhelosigkeit   O Übelkeit
O Müdigkeit   O Konzentrationsstörung   O Fieber
O Trägheit   O Schwindel   O Schwellungen

Weitere Notizen/Auffälligkeiten:

_____

_____

_____

_____

_____

Schmerz-Tagebuch

Datum: _____   **Wetter(Temp.):** _____ °C

O Sonnig   O Bewölkt   O Drückend   O Regnerisch   O Schnee

Einsetzen des Schmerzes (Wann?):   O Morgens
                                          O Vormittags

Genaue Uhrzeit: _____   O Mittags
                                          O Nachmittags
                                          O Abends
                                          O Nachts

Art des Schmerzes: O Drückend   **Intensität:**   O schwach
                              O Brennend   O mittel
                              O Pulsierend   O stark
                              O Pochernd   O sehr stark
                              O Stechend   O _____

Ort des Schmerzes (genaue Beschreibung):

_____

_____

_____

Schmerzdauer (Stunden): _____

Weitere Begleiterscheinungen:

O Schwitzen   O Ruhelosigkeit   O Übelkeit
O Müdigkeit   O Konzentrationsstörung   O Fieber
O Trägheit   O Schwindel   O Schwellungen

Weitere Notizen/Auffälligkeiten:

_____

_____

_____

_____

_____

Schmerz-Tagebuch

Datum: _____   **Wetter(Temp.):** _____ °C

O Sonnig   O Bewölkt   O Drückend   O Regnerisch   O Schnee

Einsetzen des Schmerzes (Wann?):   O Morgens
                                        O Vormittags
                                        O Mittags
Genaue Uhrzeit: _____   O Nachmittags
                                        O Abends
                                        O Nachts

Art des Schmerzes: O Drückend   **Intensität:** O schwach
                        O Brennend   O mittel
                        O Pulsierend   O stark
                        O Pochernd   O sehr stark
                        O Stechend   O _____

Ort des Schmerzes (genaue Beschreibung):

_____

_____

_____

Schmerzdauer (Stunden): _____

Weitere Begleiterscheinungen:

O Schwitzen   O Ruhelosigkeit   O Übelkeit
O Müdigkeit   O Konzentrationsstörung   O Fieber
O Trägheit   O Schwindel   O Schwellungen

Weitere Notizen/Auffälligkeiten:

_____

_____

_____

_____

_____

Schmerz-Tagebuch

Datum: _____   **Wetter(Temp.):**_____°C

O Sonnig   O Bewölkt   O Drückend   O Regnerisch   O Schnee

Einsetzen des Schmerzes (Wann?):   O Morgens
                                        O Vormittags
Genaue Uhrzeit: _____   O Mittags
                                        O Nachmittags
                                        O Abends
                                        O Nachts

Art des Schmerzes: O Drückend   **Intensität:** O schwach
                        O Brennend   O mittel
                        O Pulsierend   O stark
                        O Pochernd   O sehr stark
                        O Stechend   O _____

Ort des Schmerzes (genaue Beschreibung):

_____

_____

_____

Schmerzdauer (Stunden): _____

Weitere Begleiterscheinungen:

O Schwitzen   O Ruhelosigkeit   O Übelkeit
O Müdigkeit   O Konzentrationsstörung   O Fieber
O Trägheit   O Schwindel   O Schwellungen

Weitere Notizen/Auffälligkeiten:

_____

_____

_____

_____

_____

Schmerz-Tagebuch

Datum: _____   **Wetter(Temp.):**_____°C

O Sonnig   O Bewölkt   O Drückend   O Regnerisch   O Schnee

Einsetzen des Schmerzes (Wann?):   O Morgens
                                                                    O Vormittags
                                                                    O Mittags
Genaue Uhrzeit: _____   O Nachmittags
                                                                    O Abends
                                                                    O Nachts

Art des Schmerzes: O Drückend   **Intensität:** O schwach
                                  O Brennend   O mittel
                                  O Pulsierend   O stark
                                  O Pochernd   O sehr stark
                                  O Stechend   O _____

Ort des Schmerzes (genaue Beschreibung):

_____

_____

_____

Schmerzdauer (Stunden): _____

Weitere Begleiterscheinungen:

O Schwitzen   O Ruhelosigkeit   O Übelkeit
O Müdigkeit   O Konzentrationsstörung   O Fieber
O Trägheit   O Schwindel   O Schwellungen

Weitere Notizen/Auffälligkeiten:

_____

_____

_____

_____

_____

Schmerz-Tagebuch

Datum: _____   **Wetter(Temp.):** _____ °C

O Sonnig   O Bewölkt   O Drückend   O Regnerisch   O Schnee

Einsetzen des Schmerzes (Wann?):   O Morgens
                                          O Vormittags
                                          O Mittags
Genaue Uhrzeit: _____   O Nachmittags
                                          O Abends
                                          O Nachts

Art des Schmerzes: O Drückend   **Intensität:** O schwach
                           O Brennend   O mittel
                           O Pulsierend   O stark
                           O Pochernd   O sehr stark
                           O Stechend   O _____

Ort des Schmerzes (genaue Beschreibung):

_____

_____

_____

Schmerzdauer (Stunden): _____

Weitere Begleiterscheinungen:

O Schwitzen   O Ruhelosigkeit   O Übelkeit
O Müdigkeit   O Konzentrationsstörung   O Fieber
O Trägheit   O Schwindel   O Schwellungen

Weitere Notizen/Auffälligkeiten:

_____

_____

_____

_____

_____

Schmerz-Tagebuch

Datum: _____   **Wetter(Temp.):**_____°C

O Sonnig   O Bewölkt   O Drückend   O Regnerisch   O Schnee

Einsetzen des Schmerzes (Wann?):   O Morgens
                                          O Vormittags
                                          O Mittags
Genaue Uhrzeit: _____   O Nachmittags
                                          O Abends
                                          O Nachts

Art des Schmerzes: O Drückend   **Intensität:** O schwach
                        O Brennend   O mittel
                        O Pulsierend   O stark
                        O Pochernd   O sehr stark
                        O Stechend   O_____

Ort des Schmerzes (genaue Beschreibung):

_____

_____

_____

Schmerzdauer (Stunden): _____

Weitere Begleiterscheinungen:

O Schwitzen   O Ruhelosigkeit   O Übelkeit
O Müdigkeit   O Konzentrationsstörung   O Fieber
O Trägheit   O Schwindel   O Schwellungen

Weitere Notizen/Auffälligkeiten:

_____

_____

_____

_____

_____

Schmerz-Tagebuch

Datum: _____   **Wetter(Temp.):** _____°C

O Sonnig   O Bewölkt   O Drückend   O Regnerisch   O Schnee

Einsetzen des Schmerzes (Wann?):   O Morgens
                                         O Vormittags
                                         O Mittags
Genaue Uhrzeit: _____   O Nachmittags
                                         O Abends
                                         O Nachts

Art des Schmerzes: O Drückend   **Intensität:** O schwach
                        O Brennend   O mittel
                        O Pulsierend   O stark
                        O Pochernd   O sehr stark
                        O Stechend   O _____

Ort des Schmerzes (genaue Beschreibung):

_____

_____

_____

Schmerzdauer (Stunden): _____

Weitere Begleiterscheinungen:

O Schwitzen   O Ruhelosigkeit   O Übelkeit
O Müdigkeit   O Konzentrationsstörung   O Fieber
O Trägheit   O Schwindel   O Schwellungen

Weitere Notizen/Auffälligkeiten:

_____

_____

_____

_____

_____

Schmerz-Tagebuch

Datum: _____ **Wetter(Temp.):** _____°C

○ Sonnig   ○ Bewölkt   ○ Drückend   ○ Regnerisch   ○ Schnee

Einsetzen des Schmerzes (Wann?):   ○ Morgens
                                         ○ Vormittags
                                         ○ Mittags
Genaue Uhrzeit: _____   ○ Nachmittags
                                         ○ Abends
                                         ○ Nachts

Art des Schmerzes: ○ Drückend   **Intensität:** ○ schwach
                        ○ Brennend   ○ mittel
                        ○ Pulsierend   ○ stark
                        ○ Pochernd   ○ sehr stark
                        ○ Stechend   ○ _____

Ort des Schmerzes (genaue Beschreibung):

_____

_____

_____

Schmerzdauer (Stunden): _____

Weitere Begleiterscheinungen:

○ Schwitzen   ○ Ruhelosigkeit   ○ Übelkeit
○ Müdigkeit   ○ Konzentrationsstörung   ○ Fieber
○ Trägheit   ○ Schwindel   ○ Schwellungen

Weitere Notizen/Auffälligkeiten:

_____

_____

_____

_____

_____

Schmerz-Tagebuch

Datum: _____   **Wetter(Temp.):** _____ °C

O Sonnig   O Bewölkt   O Drückend   O Regnerisch   O Schnee

Einsetzen des Schmerzes (Wann?):   O Morgens
O Vormittags
O Mittags
Genaue Uhrzeit: _____   O Nachmittags
O Abends
O Nachts

Art des Schmerzes: O Drückend   **Intensität:** O schwach
O Brennend   O mittel
O Pulsierend   O stark
O Pochernd   O sehr stark
O Stechend   O _____

Ort des Schmerzes (genaue Beschreibung):

_____

_____

_____

Schmerzdauer (Stunden): _____

Weitere Begleiterscheinungen:

O Schwitzen   O Ruhelosigkeit   O Übelkeit
O Müdigkeit   O Konzentrationsstörung   O Fieber
O Trägheit   O Schwindel   O Schwellungen

Weitere Notizen/Auffälligkeiten:

_____

_____

_____

_____

Schmerz-Tagebuch

Datum: _____   **Wetter(Temp.):** _____°C

O Sonnig   O Bewölkt   O Drückend   O Regnerisch   O Schnee

Einsetzen des Schmerzes (Wann?):   O Morgens
                                         O Vormittags
                                         O Mittags
Genaue Uhrzeit: _____   O Nachmittags
                                         O Abends
                                         O Nachts

Art des Schmerzes: O Drückend   **Intensität:** O schwach
                        O Brennend   O mittel
                        O Pulsierend   O stark
                        O Pochernd   O sehr stark
                        O Stechend   O _____

Ort des Schmerzes (genaue Beschreibung):

_____

_____

_____

Schmerzdauer (Stunden): _____

Weitere Begleiterscheinungen:

O Schwitzen   O Ruhelosigkeit   O Übelkeit
O Müdigkeit   O Konzentrationsstörung   O Fieber
O Trägheit   O Schwindel   O Schwellungen

Weitere Notizen/Auffälligkeiten:

_____

_____

_____

_____

_____

Schmerz-Tagebuch

Datum: _____   **Wetter(Temp.):** _____ °C

O Sonnig   O Bewölkt   O Drückend   O Regnerisch   O Schnee

Einsetzen des Schmerzes (Wann?):   O Morgens
O Vormittags
O Mittags
Genaue Uhrzeit: _____   O Nachmittags
O Abends
O Nachts

Art des Schmerzes: O Drückend   **Intensität:** O schwach
O Brennend   O mittel
O Pulsierend   O stark
O Pochernd   O sehr stark
O Stechend   O _____

Ort des Schmerzes (genaue Beschreibung):

_____

_____

_____

Schmerzdauer (Stunden): _____

Weitere Begleiterscheinungen:

O Schwitzen   O Ruhelosigkeit   O Übelkeit
O Müdigkeit   O Konzentrationsstörung   O Fieber
O Trägheit   O Schwindel   O Schwellungen

Weitere Notizen/Auffälligkeiten:

_____

_____

_____

_____

_____

Schmerz-Tagebuch

Datum: _____   **Wetter(Temp.):**_____°C

○ Sonnig   ○ Bewölkt   ○ Drückend   ○ Regnerisch   ○ Schnee

Einsetzen des Schmerzes (Wann?):   ○ Morgens
                                        ○ Vormittags
                                        ○ Mittags
Genaue Uhrzeit: _____   ○ Nachmittags
                                        ○ Abends
                                        ○ Nachts

Art des Schmerzes: ○ Drückend   **Intensität:** ○ schwach
                       ○ Brennend   ○ mittel
                       ○ Pulsierend   ○ stark
                       ○ Pochernd   ○ sehr stark
                       ○ Stechend   ○ _____

Ort des Schmerzes (genaue Beschreibung):

_____

_____

_____

Schmerzdauer (Stunden): _____

Weitere Begleiterscheinungen:

○ Schwitzen   ○ Ruhelosigkeit   ○ Übelkeit
○ Müdigkeit   ○ Konzentrationsstörung   ○ Fieber
○ Trägheit   ○ Schwindel   ○ Schwellungen

Weitere Notizen/Auffälligkeiten:

_____

_____

_____

_____

_____

Schmerz-Tagebuch

Datum: _____   **Wetter(Temp.):**_____ °C

O Sonnig   O Bewölkt   O Drückend   O Regnerisch   O Schnee

Einsetzen des Schmerzes (Wann?):   O Morgens

                                   O Vormittags

                                   O Mittags

Genaue Uhrzeit: _____   O Nachmittags

                                   O Abends

                                   O Nachts

Art des Schmerzes: O Drückend   **Intensität:** O schwach

                           O Brennend   O mittel

                           O Pulsierend   O stark

                           O Pochernd   O sehr stark

                           O Stechend   O _____

Ort des Schmerzes (genaue Beschreibung):

_____

_____

_____

Schmerzdauer (Stunden): _____

Weitere Begleiterscheinungen:

O Schwitzen   O Ruhelosigkeit   O Übelkeit
O Müdigkeit   O Konzentrationsstörung   O Fieber
O Trägheit   O Schwindel   O Schwellungen

Weitere Notizen/Auffälligkeiten:

_____

_____

_____

_____

_____

Schmerz-Tagebuch

Datum: _____   **Wetter(Temp.):**_____°C

○ Sonnig   ○ Bewölkt   ○ Drückend   ○ Regnerisch   ○ Schnee

Einsetzen des Schmerzes (Wann?):   ○ Morgens
                                         ○ Vormittags
                                         ○ Mittags
Genaue Uhrzeit: _____   ○ Nachmittags
                                         ○ Abends
                                         ○ Nachts

Art des Schmerzes: ○ Drückend   **Intensität:** ○ schwach
                          ○ Brennend   ○ mittel
                          ○ Pulsierend   ○ stark
                          ○ Pochernd   ○ sehr stark
                          ○ Stechend   ○_____

Ort des Schmerzes (genaue Beschreibung):

_____

_____

_____

Schmerzdauer (Stunden): _____

Weitere Begleiterscheinungen:

○ Schwitzen   ○ Ruhelosigkeit   ○ Übelkeit
○ Müdigkeit   ○ Konzentrationsstörung   ○ Fieber
○ Trägheit   ○ Schwindel   ○ Schwellungen

Weitere Notizen/Auffälligkeiten:

_____

_____

_____

_____

_____

Schmerz-Tagebuch

Datum: _____ **Wetter(Temp.):** _____ °C

O Sonnig   O Bewölkt   O Drückend   O Regnerisch   O Schnee

Einsetzen des Schmerzes (Wann?):   O Morgens
                                         O Vormittags
                                         O Mittags
Genaue Uhrzeit: _____   O Nachmittags
                                         O Abends
                                         O Nachts

Art des Schmerzes: O Drückend   **Intensität:** O schwach
                       O Brennend   O mittel
                       O Pulsierend   O stark
                       O Pochernd   O sehr stark
                       O Stechend   O _____

Ort des Schmerzes (genaue Beschreibung):

_____

_____

_____

Schmerzdauer (Stunden): _____

Weitere Begleiterscheinungen:

O Schwitzen   O Ruhelosigkeit   O Übelkeit
O Müdigkeit   O Konzentrationsstörung   O Fieber
O Trägheit   O Schwindel   O Schwellungen

Weitere Notizen/Auffälligkeiten:

_____

_____

_____

_____

_____

Schmerz-Tagebuch

Datum: _____ **Wetter(Temp.):** _____°C

O Sonnig   O Bewölkt   O Drückend   O Regnerisch   O Schnee

Einsetzen des Schmerzes (Wann?):   O Morgens
O Vormittags
O Mittags
Genaue Uhrzeit: _____   O Nachmittags
O Abends
O Nachts

Art des Schmerzes: O Drückend   **Intensität:** O schwach
O Brennend   O mittel
O Pulsierend   O stark
O Pochernd   O sehr stark
O Stechend   O _____

Ort des Schmerzes (genaue Beschreibung):

_____

_____

_____

Schmerzdauer (Stunden): _____

Weitere Begleiterscheinungen:

O Schwitzen   O Ruhelosigkeit   O Übelkeit
O Müdigkeit   O Konzentrationsstörung   O Fieber
O Trägheit   O Schwindel   O Schwellungen

Weitere Notizen/Auffälligkeiten:

_____

_____

_____

_____

_____

Schmerz-Tagebuch

Datum: _____   **Wetter(Temp.):** _____ °C

O Sonnig   O Bewölkt   O Drückend   O Regnerisch   O Schnee

Einsetzen des Schmerzes (Wann?):   O Morgens
                                          O Vormittags
                                          O Mittags
Genaue Uhrzeit: _____   O Nachmittags
                                          O Abends
                                          O Nachts

Art des Schmerzes: O Drückend   **Intensität:** O schwach
                        O Brennend   O mittel
                        O Pulsierend   O stark
                        O Pochernd   O sehr stark
                        O Stechend   O _____

Ort des Schmerzes (genaue Beschreibung):

_____

_____

_____

Schmerzdauer (Stunden): _____

Weitere Begleiterscheinungen:

O Schwitzen   O Ruhelosigkeit   O Übelkeit
O Müdigkeit   O Konzentrationsstörung   O Fieber
O Trägheit   O Schwindel   O Schwellungen

Weitere Notizen/Auffälligkeiten:

_____

_____

_____

_____

_____

Schmerz-Tagebuch

Datum: _____   **Wetter(Temp.):** _____°C

○ Sonnig   ○ Bewölkt   ○ Drückend   ○ Regnerisch   ○ Schnee

Einsetzen des Schmerzes (Wann?):   ○ Morgens
                                         ○ Vormittags
                                         ○ Mittags
Genaue Uhrzeit: _____   ○ Nachmittags
                                         ○ Abends
                                         ○ Nachts

Art des Schmerzes: ○ Drückend   **Intensität:** ○ schwach
                       ○ Brennend   ○ mittel
                       ○ Pulsierend   ○ stark
                       ○ Pochernd   ○ sehr stark
                       ○ Stechend   ○ _____

Ort des Schmerzes (genaue Beschreibung):

_____

_____

_____

Schmerzdauer (Stunden): _____

Weitere Begleiterscheinungen:

○ Schwitzen   ○ Ruhelosigkeit   ○ Übelkeit
○ Müdigkeit   ○ Konzentrationsstörung ○ Fieber
○ Trägheit   ○ Schwindel   ○ Schwellungen

Weitere Notizen/Auffälligkeiten:

_____

_____

_____

_____

_____

Schmerz-Tagebuch

Datum: _____   **Wetter(Temp.):**_____ °C

O Sonnig   O Bewölkt   O Drückend   O Regnerisch   O Schnee

Einsetzen des Schmerzes (Wann?):   O Morgens
                                         O Vormittags
                                         O Mittags
Genaue Uhrzeit: _____   O Nachmittags
                                         O Abends
                                         O Nachts

Art des Schmerzes: O Drückend   **Intensität:** O schwach
                           O Brennend   O mittel
                           O Pulsierend   O stark
                           O Pochernd   O sehr stark
                           O Stechend   O _____

Ort des Schmerzes (genaue Beschreibung):

_____

_____

_____

Schmerzdauer (Stunden): _____

Weitere Begleiterscheinungen:

O Schwitzen   O Ruhelosigkeit   O Übelkeit
O Müdigkeit   O Konzentrationsstörung   O Fieber
O Trägheit   O Schwindel   O Schwellungen

Weitere Notizen/Auffälligkeiten:

_____

_____

_____

_____

_____

Schmerz-Tagebuch

Datum: _____   **Wetter(Temp.):**_____°C

O Sonnig   O Bewölkt   O Drückend   O Regnerisch   O Schnee

Einsetzen des Schmerzes (Wann?):   O Morgens
                                                O Vormittags
                                                O Mittags
Genaue Uhrzeit: _____   O Nachmittags
                                                  O Abends
                                                  O Nachts

Art des Schmerzes: O Drückend   **Intensität:** O schwach
                            O Brennend   O mittel
                            O Pulsierend   O stark
                            O Pochernd   O sehr stark
                            O Stechend   O _____

Ort des Schmerzes (genaue Beschreibung):

_____

_____

_____

Schmerzdauer (Stunden): _____

Weitere Begleiterscheinungen:

O Schwitzen   O Ruhelosigkeit   O Übelkeit
O Müdigkeit   O Konzentrationsstörung   O Fieber
O Trägheit   O Schwindel   O Schwellungen

Weitere Notizen/Auffälligkeiten:

_____

_____

_____

_____

_____

Schmerz-Tagebuch

Datum: _____   **Wetter(Temp.):** _____ °C

○ Sonnig   ○ Bewölkt   ○ Drückend   ○ Regnerisch   ○ Schnee

Einsetzen des Schmerzes (Wann?):   ○ Morgens
○ Vormittags
○ Mittags
Genaue Uhrzeit: _____   ○ Nachmittags
○ Abends
○ Nachts

Art des Schmerzes: ○ Drückend   **Intensität:** ○ schwach
○ Brennend   ○ mittel
○ Pulsierend   ○ stark
○ Pochernd   ○ sehr stark
○ Stechend   ○ _____

Ort des Schmerzes (genaue Beschreibung):

_____

_____

_____

Schmerzdauer (Stunden): _____

Weitere Begleiterscheinungen:

○ Schwitzen   ○ Ruhelosigkeit   ○ Übelkeit
○ Müdigkeit   ○ Konzentrationsstörung   ○ Fieber
○ Trägheit   ○ Schwindel   ○ Schwellungen

Weitere Notizen/Auffälligkeiten:

_____

_____

_____

_____

Schmerz-Tagebuch

Datum: _____ **Wetter(Temp.):** _____ °C

O Sonnig   O Bewölkt   O Drückend   O Regnerisch   O Schnee

Einsetzen des Schmerzes (Wann?):   O Morgens
                                         O Vormittags
                                         O Mittags
Genaue Uhrzeit: _____   O Nachmittags
                                         O Abends
                                         O Nachts

Art des Schmerzes: O Drückend   **Intensität:** O schwach
                       O Brennend   O mittel
                       O Pulsierend   O stark
                       O Pochernd   O sehr stark
                       O Stechend   O _____

Ort des Schmerzes (genaue Beschreibung):

_____

_____

_____

Schmerzdauer (Stunden): _____

Weitere Begleiterscheinungen:

O Schwitzen   O Ruhelosigkeit   O Übelkeit
O Müdigkeit   O Konzentrationsstörung   O Fieber
O Trägheit   O Schwindel   O Schwellungen

Weitere Notizen/Auffälligkeiten:

_____

_____

_____

_____

_____

Schmerz-Tagebuch

Datum: _____   **Wetter(Temp.):** _____ °C

O Sonnig   O Bewölkt   O Drückend   O Regnerisch   O Schnee

Einsetzen des Schmerzes (Wann?):   O Morgens
                                          O Vormittags
                                          O Mittags
Genaue Uhrzeit: _____   O Nachmittags
                                          O Abends
                                          O Nachts

Art des Schmerzes: O Drückend   **Intensität:**   O schwach
                           O Brennend   O mittel
                           O Pulsierend   O stark
                           O Pochernd   O sehr stark
                           O Stechend   O _____

Ort des Schmerzes (genaue Beschreibung):

_____

_____

_____

Schmerzdauer (Stunden): _____

Weitere Begleiterscheinungen:

O Schwitzen   O Ruhelosigkeit   O Übelkeit
O Müdigkeit   O Konzentrationsstörung   O Fieber
O Trägheit   O Schwindel   O Schwellungen

Weitere Notizen/Auffälligkeiten:

_____

_____

_____

_____

_____

Schmerz-Tagebuch

Datum: _____   **Wetter(Temp.):**_____°C

O Sonnig   O Bewölkt   O Drückend   O Regnerisch   O Schnee

Einsetzen des Schmerzes (Wann?):   O Morgens
                                          O Vormittags
                                          O Mittags
Genaue Uhrzeit: _____   O Nachmittags
                                          O Abends
                                          O Nachts

Art des Schmerzes: O Drückend   **Intensität:** O schwach
                       O Brennend   O mittel
                       O Pulsierend   O stark
                       O Pochernd   O sehr stark
                       O Stechend   O _____

Ort des Schmerzes (genaue Beschreibung):

_____

_____

_____

Schmerzdauer (Stunden): _____

Weitere Begleiterscheinungen:

O Schwitzen   O Ruhelosigkeit   O Übelkeit
O Müdigkeit   O Konzentrationsstörung   O Fieber
O Trägheit   O Schwindel   O Schwellungen

Weitere Notizen/Auffälligkeiten:

_____

_____

_____

_____

_____

Schmerz-Tagebuch

Datum: _____   **Wetter(Temp.):** _____ °C

O Sonnig   O Bewölkt   O Drückend   O Regnerisch   O Schnee

Einsetzen des Schmerzes (Wann?):   O Morgens
O Vormittags
O Mittags
Genaue Uhrzeit: _____   O Nachmittags
O Abends
O Nachts

Art des Schmerzes: O Drückend   **Intensität:** O schwach
O Brennend   O mittel
O Pulsierend   O stark
O Pochernd   O sehr stark
O Stechend   O _____

Ort des Schmerzes (genaue Beschreibung):

_____

_____

_____

Schmerzdauer (Stunden): _____

Weitere Begleiterscheinungen:

O Schwitzen   O Ruhelosigkeit   O Übelkeit
O Müdigkeit   O Konzentrationsstörung   O Fieber
O Trägheit   O Schwindel   O Schwellungen

Weitere Notizen/Auffälligkeiten:

_____

_____

_____

_____

_____

Schmerz-Tagebuch

Datum: _____   **Wetter(Temp.):** _____°C

○ Sonnig   ○ Bewölkt   ○ Drückend   ○ Regnerisch   ○ Schnee

Einsetzen des Schmerzes (Wann?):   ○ Morgens
○ Vormittags
○ Mittags
Genaue Uhrzeit: _____   ○ Nachmittags
○ Abends
○ Nachts

Art des Schmerzes: ○ Drückend   **Intensität:** ○ schwach
○ Brennend   ○ mittel
○ Pulsierend   ○ stark
○ Pochernd   ○ sehr stark
○ Stechend   ○ _____

Ort des Schmerzes (genaue Beschreibung):

_____

_____

_____

Schmerzdauer (Stunden): _____

Weitere Begleiterscheinungen:

○ Schwitzen   ○ Ruhelosigkeit   ○ Übelkeit
○ Müdigkeit   ○ Konzentrationsstörung   ○ Fieber
○ Trägheit   ○ Schwindel   ○ Schwellungen

Weitere Notizen/Auffälligkeiten:

_____

_____

_____

_____

_____

Schmerz-Tagebuch

Datum: _____ **Wetter(Temp.):** _____°C

O Sonnig   O Bewölkt   O Drückend   O Regnerisch   O Schnee

Einsetzen des Schmerzes (Wann?):   O Morgens
                                        O Vormittags
                                        O Mittags
Genaue Uhrzeit: _____   O Nachmittags
                                        O Abends
                                        O Nachts

Art des Schmerzes: O Drückend   **Intensität:** O schwach
                        O Brennend   O mittel
                        O Pulsierend   O stark
                        O Pochernd   O sehr stark
                        O Stechend   O _____

Ort des Schmerzes (genaue Beschreibung):

_____

_____

_____

Schmerzdauer (Stunden): _____

Weitere Begleiterscheinungen:

O Schwitzen   O Ruhelosigkeit   O Übelkeit
O Müdigkeit   O Konzentrationsstörung   O Fieber
O Trägheit   O Schwindel   O Schwellungen

Weitere Notizen/Auffälligkeiten:

_____

_____

_____

_____

Schmerz-Tagebuch

Datum: _____   **Wetter(Temp.):** _____°C

O Sonnig   O Bewölkt   O Drückend   O Regnerisch   O Schnee

Einsetzen des Schmerzes (Wann?):   O Morgens
                                          O Vormittags
                                          O Mittags
Genaue Uhrzeit: _____   O Nachmittags
                                          O Abends
                                          O Nachts

Art des Schmerzes: O Drückend   **Intensität:** O schwach
                        O Brennend   O mittel
                        O Pulsierend   O stark
                        O Pochernd   O sehr stark
                        O Stechend   O _____

Ort des Schmerzes (genaue Beschreibung):

_____

_____

_____

Schmerzdauer (Stunden): _____

Weitere Begleiterscheinungen:

O Schwitzen   O Ruhelosigkeit   O Übelkeit
O Müdigkeit   O Konzentrationsstörung   O Fieber
O Trägheit   O Schwindel   O Schwellungen

Weitere Notizen/Auffälligkeiten:

_____

_____

_____

_____

_____

Schmerz-Tagebuch

Datum: _____   **Wetter(Temp.):**_____°C

O Sonnig   O Bewölkt   O Drückend   O Regnerisch   O Schnee

Einsetzen des Schmerzes (Wann?):   O Morgens
                                                         O Vormittags
    Genaue Uhrzeit: _____   O Mittags
                                                         O Nachmittags
                                                         O Abends
                                                         O Nachts

Art des Schmerzes: O Drückend   **Intensität:** O schwach
                             O Brennend   O mittel
                             O Pulsierend   O stark
                             O Pochernd   O sehr stark
                             O Stechend   O _____

Ort des Schmerzes (genaue Beschreibung):

_____

_____

_____

Schmerzdauer (Stunden): _____

Weitere Begleiterscheinungen:

O Schwitzen   O Ruhelosigkeit   O Übelkeit
O Müdigkeit   O Konzentrationsstörung   O Fieber
O Trägheit   O Schwindel   O Schwellungen

Weitere Notizen/Auffälligkeiten:

_____

_____

_____

_____

_____

Schmerz-Tagebuch

Datum: _____   **Wetter(Temp.):**_____°C

O Sonnig   O Bewölkt   O Drückend   O Regnerisch   O Schnee

Einsetzen des Schmerzes (Wann?):   O Morgens
                                          O Vormittags
Genaue Uhrzeit: _____   O Mittags
                                          O Nachmittags
                                          O Abends
                                          O Nachts

Art des Schmerzes: O Drückend   **Intensität:**   O schwach
                           O Brennend   O mittel
                           O Pulsierend   O stark
                           O Pochernd   O sehr stark
                           O Stechend   O _____

Ort des Schmerzes (genaue Beschreibung):

_____

_____

_____

Schmerzdauer (Stunden): _____

Weitere Begleiterscheinungen:

O Schwitzen   O Ruhelosigkeit   O Übelkeit
O Müdigkeit   O Konzentrationsstörung   O Fieber
O Trägheit   O Schwindel   O Schwellungen

Weitere Notizen/Auffälligkeiten:

_____

_____

_____

_____

_____

Schmerz-Tagebuch

Datum: _____   **Wetter(Temp.):**_____ °C

O Sonnig   O Bewölkt   O Drückend   O Regnerisch   O Schnee

Einsetzen des Schmerzes (Wann?):   O Morgens
                                               O Vormittags

Genaue Uhrzeit: _____   O Mittags
                                               O Nachmittags
                                               O Abends
                                               O Nachts

Art des Schmerzes: O Drückend   **Intensität:** O schwach
                          O Brennend   O mittel
                          O Pulsierend   O stark
                          O Pochernd   O sehr stark
                          O Stechend   O _____

Ort des Schmerzes (genaue Beschreibung):

_____

_____

_____

Schmerzdauer (Stunden): _____

Weitere Begleiterscheinungen:

O Schwitzen   O Ruhelosigkeit   O Übelkeit
O Müdigkeit   O Konzentrationsstörung   O Fieber
O Trägheit   O Schwindel   O Schwellungen

Weitere Notizen/Auffälligkeiten:

_____

_____

_____

_____

_____

Schmerz-Tagebuch

Datum: _____   **Wetter(Temp.):** _____°C

O Sonnig   O Bewölkt   O Drückend   O Regnerisch   O Schnee

Einsetzen des Schmerzes (Wann?):   O Morgens
O Vormittags
O Mittags
Genaue Uhrzeit: _____   O Nachmittags
O Abends
O Nachts

Art des Schmerzes: O Drückend   **Intensität:**   O schwach
O Brennend   O mittel
O Pulsierend   O stark
O Pochernd   O sehr stark
O Stechend   O _____

Ort des Schmerzes (genaue Beschreibung):

_____

_____

_____

Schmerzdauer (Stunden): _____

Weitere Begleiterscheinungen:

O Schwitzen   O Ruhelosigkeit   O Übelkeit
O Müdigkeit   O Konzentrationsstörung   O Fieber
O Trägheit   O Schwindel   O Schwellungen

Weitere Notizen/Auffälligkeiten:

_____

_____

_____

_____

_____

Schmerz-Tagebuch

Datum: _____   **Wetter(Temp.):** _____ °C

O Sonnig   O Bewölkt   O Drückend   O Regnerisch   O Schnee

Einsetzen des Schmerzes (Wann?):
O Morgens
O Vormittags
O Mittags
O Nachmittags
O Abends
O Nachts

Genaue Uhrzeit: _____

Art des Schmerzes: Intensität:
O Drückend   O schwach
O Brennend   O mittel
O Pulsierend   O stark
O Pochernd   O sehr stark
O Stechend   O _____

Ort des Schmerzes (genaue Beschreibung):

_____

_____

_____

Schmerzdauer (Stunden): _____

Weitere Begleiterscheinungen:
O Schwitzen   O Ruhelosigkeit   O Übelkeit
O Müdigkeit   O Konzentrationsstörung O Fieber
O Trägheit   O Schwindel   O Schwellungen

Weitere Notizen/Auffälligkeiten:

_____

_____

_____

_____

Schmerz-Tagebuch

Datum: _____   **Wetter(Temp.):**_____°C

○ Sonnig   ○ Bewölkt   ○ Drückend   ○ Regnerisch   ○ Schnee

Einsetzen des Schmerzes (Wann?):   ○ Morgens
                                          ○ Vormittags
                                          ○ Mittags
Genaue Uhrzeit: _____   ○ Nachmittags
                                          ○ Abends
                                          ○ Nachts

Art des Schmerzes: ○ Drückend   **Intensität:** ○ schwach
                        ○ Brennend   ○ mittel
                        ○ Pulsierend   ○ stark
                        ○ Pochernd   ○ sehr stark
                        ○ Stechend   ○ _____

Ort des Schmerzes (genaue Beschreibung):

_____

_____

_____

Schmerzdauer (Stunden): _____

Weitere Begleiterscheinungen:

○ Schwitzen   ○ Ruhelosigkeit   ○ Übelkeit
○ Müdigkeit   ○ Konzentrationsstörung   ○ Fieber
○ Trägheit   ○ Schwindel   ○ Schwellungen

Weitere Notizen/Auffälligkeiten:

_____

_____

_____

_____

_____

Schmerz-Tagebuch

Datum: _____ **Wetter(Temp.):**_____ °C

O Sonnig   O Bewölkt   O Drückend   O Regnerisch   O Schnee

Einsetzen des Schmerzes (Wann?):
O Morgens
O Vormittags
O Mittags
O Nachmittags
O Abends
O Nachts

Genaue Uhrzeit: _____

Art des Schmerzes: **Intensität:**
O Drückend   O schwach
O Brennend   O mittel
O Pulsierend   O stark
O Pochernd   O sehr stark
O Stechend   O _____

Ort des Schmerzes (genaue Beschreibung):

_____

_____

_____

Schmerzdauer (Stunden): _____

Weitere Begleiterscheinungen:

O Schwitzen   O Ruhelosigkeit   O Übelkeit
O Müdigkeit   O Konzentrationsstörung   O Fieber
O Trägheit   O Schwindel   O Schwellungen

Weitere Notizen/Auffälligkeiten:

_____

_____

_____

_____

_____

Schmerz-Tagebuch

Datum: _____ **Wetter(Temp.):** _____ °C

○ Sonnig ○ Bewölkt ○ Drückend ○ Regnerisch ○ Schnee

Einsetzen des Schmerzes (Wann?): ○ Morgens
○ Vormittags
○ Mittags
Genaue Uhrzeit: _____ ○ Nachmittags
○ Abends
○ Nachts

Art des Schmerzes: ○ Drückend **Intensität:** ○ schwach
○ Brennend ○ mittel
○ Pulsierend ○ stark
○ Pochernd ○ sehr stark
○ Stechend ○ _____

Ort des Schmerzes (genaue Beschreibung):

_____

_____

_____

Schmerzdauer (Stunden): _____

Weitere Begleiterscheinungen:

○ Schwitzen ○ Ruhelosigkeit ○ Übelkeit
○ Müdigkeit ○ Konzentrationsstörung ○ Fieber
○ Trägheit ○ Schwindel ○ Schwellungen

Weitere Notizen/Auffälligkeiten:

_____

_____

_____

_____

_____

Schmerz-Tagebuch

Datum: _____   **Wetter(Temp.):** _____ °C

○ Sonnig   ○ Bewölkt   ○ Drückend   ○ Regnerisch   ○ Schnee

Einsetzen des Schmerzes (Wann?):   ○ Morgens
                                          ○ Vormittags
                                          ○ Mittags
Genaue Uhrzeit: _____   ○ Nachmittags
                                          ○ Abends
                                          ○ Nachts

Art des Schmerzes: ○ Drückend   **Intensität:** ○ schwach
                        ○ Brennend   ○ mittel
                        ○ Pulsierend   ○ stark
                        ○ Pochernd   ○ sehr stark
                        ○ Stechend   ○ _____

Ort des Schmerzes (genaue Beschreibung):

_____

_____

_____

Schmerzdauer (Stunden): _____

Weitere Begleiterscheinungen:

○ Schwitzen   ○ Ruhelosigkeit   ○ Übelkeit
○ Müdigkeit   ○ Konzentrationsstörung   ○ Fieber
○ Trägheit   ○ Schwindel   ○ Schwellungen

Weitere Notizen/Auffälligkeiten:

_____

_____

_____

_____

_____

Schmerz-Tagebuch

Datum: _____   **Wetter(Temp.):**_____°C

O Sonnig   O Bewölkt   O Drückend   O Regnerisch   O Schnee

Einsetzen des Schmerzes (Wann?):   O Morgens
                                          O Vormittags
                                          O Mittags
Genaue Uhrzeit: _____   O Nachmittags
                                          O Abends
                                          O Nachts

Art des Schmerzes: O Drückend   **Intensität:** O schwach
                       O Brennend   O mittel
                       O Pulsierend   O stark
                       O Pochernd   O sehr stark
                       O Stechend   O _____

Ort des Schmerzes (genaue Beschreibung):

_____

_____

_____

Schmerzdauer (Stunden): _____

Weitere Begleiterscheinungen:

O Schwitzen   O Ruhelosigkeit   O Übelkeit
O Müdigkeit   O Konzentrationsstörung   O Fieber
O Trägheit   O Schwindel   O Schwellungen

Weitere Notizen/Auffälligkeiten:

_____

_____

_____

_____

_____

Schmerz-Tagebuch

Datum: _____   **Wetter(Temp.):** _____°C

O Sonnig   O Bewölkt   O Drückend   O Regnerisch   O Schnee

Einsetzen des Schmerzes (Wann?):   O Morgens
                                          O Vormittags
Genaue Uhrzeit: _____   O Mittags
                                          O Nachmittags
                                          O Abends
                                          O Nachts

Art des Schmerzes: O Drückend   **Intensität:**   O schwach
                           O Brennend   O mittel
                           O Pulsierend   O stark
                           O Pochernd   O sehr stark
                           O Stechend   O _____

Ort des Schmerzes (genaue Beschreibung):

_____

_____

_____

Schmerzdauer (Stunden): _____

Weitere Begleiterscheinungen:

O Schwitzen   O Ruhelosigkeit   O Übelkeit
O Müdigkeit   O Konzentrationsstörung   O Fieber
O Trägheit   O Schwindel   O Schwellungen

Weitere Notizen/Auffälligkeiten:

_____

_____

_____

_____

Schmerz-Tagebuch

Datum: _____   **Wetter(Temp.):**_____°C

O Sonnig   O Bewölkt   O Drückend   O Regnerisch   O Schnee

Einsetzen des Schmerzes (Wann?):   O Morgens
                                          O Vormittags
                                          O Mittags
Genaue Uhrzeit: _____   O Nachmittags
                                          O Abends
                                          O Nachts

Art des Schmerzes: O Drückend   **Intensität:** O schwach
                        O Brennend   O mittel
                        O Pulsierend   O stark
                        O Pochernd   O sehr stark
                        O Stechend   O_____

Ort des Schmerzes (genaue Beschreibung):

_____

_____

_____

Schmerzdauer (Stunden): _____

Weitere Begleiterscheinungen:

O Schwitzen   O Ruhelosigkeit   O Übelkeit
O Müdigkeit   O Konzentrationsstörung   O Fieber
O Trägheit   O Schwindel   O Schwellungen

Weitere Notizen/Auffälligkeiten:

_____

_____

_____

_____

_____

Schmerz-Tagebuch

Datum: _____   **Wetter(Temp.):**_____ °C

O Sonnig   O Bewölkt   O Drückend   O Regnerisch   O Schnee

Einsetzen des Schmerzes (Wann?):
O Morgens
O Vormittags
O Mittags
O Nachmittags
O Abends
O Nachts

Genaue Uhrzeit: _____

Art des Schmerzes:
O Drückend
O Brennend
O Pulsierend
O Pochernd
O Stechend

Intensität:
O schwach
O mittel
O stark
O sehr stark
O _____

Ort des Schmerzes (genaue Beschreibung):

_____

_____

_____

Schmerzdauer (Stunden): _____

Weitere Begleiterscheinungen:
O Schwitzen   O Ruhelosigkeit   O Übelkeit
O Müdigkeit   O Konzentrationsstörung   O Fieber
O Trägheit   O Schwindel   O Schwellungen

Weitere Notizen/Auffälligkeiten:

_____

_____

_____

_____

_____

Schmerz-Tagebuch

Datum: _____   **Wetter(Temp.):**_____°C

O Sonnig   O Bewölkt   O Drückend   O Regnerisch   O Schnee

Einsetzen des Schmerzes (Wann?):   O Morgens
                                         O Vormittags
                                         O Mittags
Genaue Uhrzeit: _____   O Nachmittags
                                         O Abends
                                         O Nachts

Art des Schmerzes: O Drückend   **Intensität:**   O schwach
                         O Brennend   O mittel
                         O Pulsierend   O stark
                         O Pochernd   O sehr stark
                         O Stechend   O _____

Ort des Schmerzes (genaue Beschreibung):

_____

_____

_____

Schmerzdauer (Stunden): _____

Weitere Begleiterscheinungen:

O Schwitzen   O Ruhelosigkeit   O Übelkeit
O Müdigkeit   O Konzentrationsstörung   O Fieber
O Trägheit   O Schwindel   O Schwellungen

Weitere Notizen/Auffälligkeiten:

_____

_____

_____

_____

_____

Schmerz-Tagebuch

Datum: _____   **Wetter(Temp.):**_____°C

○ Sonnig   ○ Bewölkt   ○ Drückend   ○ Regnerisch   ○ Schnee

Einsetzen des Schmerzes (Wann?):   ○ Morgens
                                     ○ Vormittags
                                     ○ Mittags
   Genaue Uhrzeit: _____   ○ Nachmittags
                                     ○ Abends
                                     ○ Nachts

Art des Schmerzes: ○ Drückend   **Intensität:** ○ schwach
                         ○ Brennend   ○ mittel
                         ○ Pulsierend   ○ stark
                         ○ Pochernd   ○ sehr stark
                         ○ Stechend   ○ _____

Ort des Schmerzes (genaue Beschreibung):

_____

_____

_____

Schmerzdauer (Stunden): _____

Weitere Begleiterscheinungen:

○ Schwitzen   ○ Ruhelosigkeit   ○ Übelkeit
○ Müdigkeit   ○ Konzentrationsstörung   ○ Fieber
○ Trägheit   ○ Schwindel   ○ Schwellungen

Weitere Notizen/Auffälligkeiten:

_____

_____

_____

_____

_____

Schmerz-Tagebuch

Datum: _____   **Wetter(Temp.):**_____°C

○ Sonnig   ○ Bewölkt   ○ Drückend   ○ Regnerisch   ○ Schnee

Einsetzen des Schmerzes (Wann?):   ○ Morgens
                                      ○ Vormittags
                                      ○ Mittags
Genaue Uhrzeit: _____   ○ Nachmittags
                                      ○ Abends
                                      ○ Nachts

Art des Schmerzes: ○ Drückend   **Intensität:** ○ schwach
                             ○ Brennend   ○ mittel
                             ○ Pulsierend   ○ stark
                             ○ Pochernd   ○ sehr stark
                             ○ Stechend   ○ _____

Ort des Schmerzes (genaue Beschreibung):

_____

_____

_____

Schmerzdauer (Stunden): _____

Weitere Begleiterscheinungen:

○ Schwitzen   ○ Ruhelosigkeit   ○ Übelkeit
○ Müdigkeit   ○ Konzentrationsstörung   ○ Fieber
○ Trägheit   ○ Schwindel   ○ Schwellungen

Weitere Notizen/Auffälligkeiten:

_____

_____

_____

_____

_____